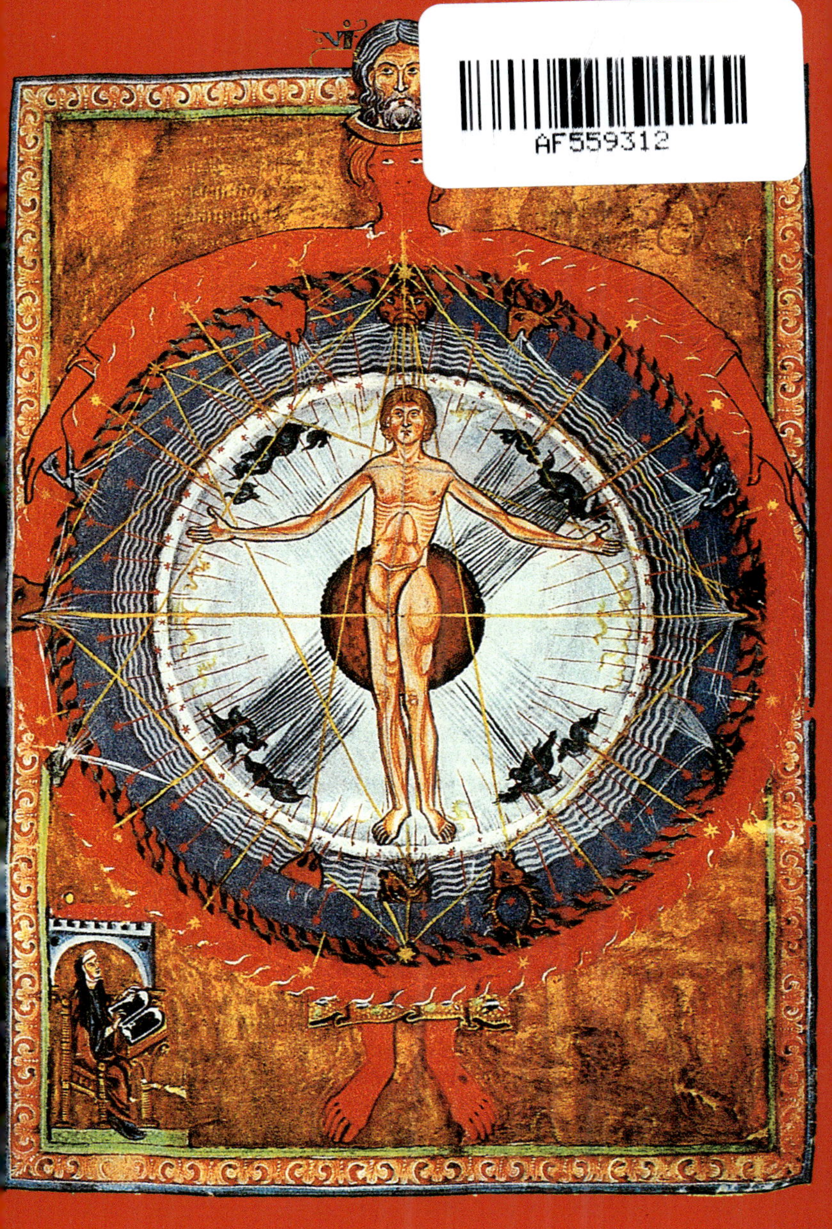

ALTERNATIV HEILEN

Dr. Wighard Strehlow, Doktor der Naturwissenschaften und Heilpraktiker, ist *die* Kapazität auf dem Gebiet der Hildegard-Medizin mit über 30-jähriger Erfahrung. Er leitet seit 1993 das erste Hildegard-Zentrum am Bodensee, in dem Hildegard-Heilkunde konsequent praktiziert wird. Seine erfolgreichen Heilmethoden nach Hildegard von Bingen sind bahnbrechend bei der Behandlung schwerwiegender Erkrankungen.

VON DR. WIGHARD STREHLOW
SIND AUSSERDEM ERSCHIENEN:

Hildegard von Bingen – Das Gesundheitsprogramm
Herz- und Kreislauferkrankungen
Magen- und Darmleiden
Krebs und Abwehrschwäche
Frauenheilkunde
Hautkrankheiten

Hildegard-Heilkunde von A–Z
Hildegard-Medizin für alle Tage
»Die Kunst der Heilung nach Hildegard von Bingen«,
Aderlass statt Pillen, Knaur Verlag 2012

Wichtiger Hinweis:

Die vom Autor vertretenen Auffassungen in Bezug auf Krankheiten und ihre Behandlung weichen teilweise von der allgemein anerkannten medizinischen Wissenschaft ab. Jeder Leser ist aufgefordert, in eigener Verantwortung zu entscheiden, ob und wieweit die in diesem Buch vorgestellten Naturheilverfahren und Naturheilmittel für ihn eine Alternative zur Schulmedizin darstellen.

Besuchen Sie uns im Internet:
www.hildegardmed.com
www.st-hildegard.com
www.virita.de

Dieses Buch wurde auf chlor- und säurefreiem Papier gedruckt.

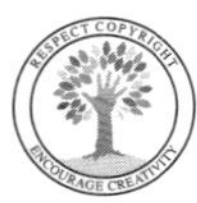

Überarbeitete Ausgabe Januar 2018

Umschlaggestaltung: Gerhard Kunze, Konstanz
Druck und Bindung: CPI – Ebner & Spiegel, Ulm
Printed in Germany
ISBN: 978-3-929-735-21-5

5. Auflage

Dr. Wighard Strehlow

Hildegard von Bingen –
Das Gesundheitsprogramm

Rheuma und Gicht

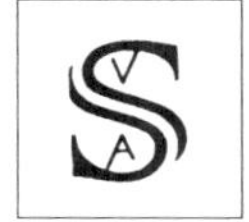

Strehlow Verlag
Allensbach am Bodensee

Für Harry
auf seiner Suche nach den
Quellen des Lebens

Inhalt

Vorwort

»Gut kuriert, wer gut purgiert« – dieser Rat aus dem Erfahrungsschatz der Naturheilkunde trifft für kaum eine Krankheit besser zu als für Rheuma und Gicht: Heilung ist Reinigung (Purgation), und Reinigung ist Heilung. Auch in der Hildegard-Medizin besteht die Rheumabehandlung in allererster Linie darin, daß der Organismus entgiftet, entschlackt und neu generiert wird.
Hildegard nannte die Krankheiten, die wir heute unter dem Begriff »rheumatischer Formenkreis« zusammenfassen, *paralysis* (»Lähmung«); denn neben den Schmerzen reichen die Symptome bei den Betroffenen von Mattigkeit über Steifigkeit bis hin zur nahezu völligen Bewegungsunfähigkeit. In ihrem medizinischen Lehrbuch *Causae et Curae* (»Ursache und Behandlung von Krankheiten«) beschrieb sie mit für den damaligen Wissensstand erstaunlicher Genauigkeit die Entstehung der rheumatischen Entzündung als eine Vergiftungsfolge durch den Befall von Krankheitserregern, die sie *pediculi* nannte (»kleine Läuse«, »kleine Verderber«). Diese Parasiten gelangen bei gesundheitlich angeschlagenen Menschen durch eine poröse Darmwand in die Blutbahn und somit zu den Organen, Knochen und zum Bindegewebe. Die Selbstheilungskräfte des Körpers versuchen nun mit allen Mitteln, den Organismus von diesen Giftstoffen zu befreien und sie auszuscheiden. Wird die weitere Zufuhr der Toxine nicht unterbunden, kann die körpereigene Abwehrkraft schließlich »über ihr Ziel hinausschießen« und setzt Waffen ein, die sogar das eigene Bindegewebe, die Knorpel, Knochen und Gelenke zerstören.
Das Symptom des Schmerzes ist dabei nur ein »äußeres«

Zeichen für die tiefere, zugrundeliegende Krankheit; und seine Stärke dient lediglich als Maß für den Vergiftungszustand des Organismus. Wenn man allein den Rheumaschmerz unterdrückt, so ist das, als würde man eine Feueralarmanlage ausschalten und zusehen, wie das ganze Haus abbrennt. Eine echte Heilung kann erst dann eintreten, wenn man sich um die vollständige Gesundung von Körper, Seele und Geist bemüht. Die über hundert Formen rheumatischer Erkrankungen sind nämlich keine lokal begrenzten Störungen, betroffen ist vielmehr der ganze Mensch in der Gesamtheit seiner geistigen, seelischen und körperlichen Existenz.

Etwa 80 Prozent des rheumatischen Geschehens sind durch ungesunden Lebensstil und falsche Ernährung bedingt, denselben Grund haben ebenso mindestens 90 Prozent der auslösenden Ursachen von Gicht. Am besten fängt man also damit an, den Körper zu entgiften und die weitere Zufuhr von Toxinen zu unterbinden. Das Gesundheitsprogramm der Hildegard von Bingen gibt uns dazu über hundert wirksame Rheuma- und Gichtmittel an die Hand. Zu der Therapie gehören Entgiftungsmaßnahmen für Körper und Seele sowie eine spezielle Ernährungslehre für Rheuma und Gicht.

Hildegard wußte, daß die Seele an der Entstehung von Krankheiten beteiligt ist, lange bevor die Psychosomatiker in unserem Jahrhundert dieses Wissen wiederentdeckt haben. Dabei sieht sie die »Schwarzgalle« als Krankheitsverursacher an: »Wenn der Zorn aufsteigt, so schwillt die Galle an.« Das Blut und das Gewebe übersäuern, wodurch der rheumatische Entzündungsprozeß in Gang gesetzt wird: »Unter dem Einfluß von Zorn, Jähzorn, Begierde, Trinkgelagen, Trauer und körperlichen Gebrechen sowie des ständigen Wechsels im Durcheinander der menschlichen Gewohnheiten nimmt all diesen entsprechend die Feuchte im Menschen zu, und die Gefäße des Menschen (und sein Bin-

degewebe) schwellen an (und entzünden sich).« Die Hildegard-Mittel können die vom »Zorn« ausgelöste Gallensäure neutralisieren bzw. in Schranken halten, was sicher eine der Ursachen für das Wohlbefinden ist, das sich nach der Einnahme dieser »Antimelancholika« einstellt.
Voraussetzung für ein körperlich-seelisches Gleichgewicht und damit für die Aufrechterhaltung der Gesundheit sind darüber hinaus das Leben im goldenen Mittelmaß – was Hildegard *discretio* nannte – und die Hinwendung zu Gott. Sie schrieb in ihrem letzten kosmologisch-medizinischen Buch *Liber Divinorum Operum:* »Wenn die Körpersäfte sich im richtigen Maß und in angemessener Weise durch die Glieder des Menschen ergießen, bleibt der Mensch gesund und erblüht in der Erkenntnis von Gutem und Bösem … Dann beachtet er nicht den Beifall der Welt und neigt weder zur Rechten noch zur Linken, sondern seufzt von den Heilkräften der Seele unterstützt nach den Himmlischen Freuden, wie es im Hohenlied heißt: ›Wie schön ist dein Gang in den Schuhen, du Fürstentochter‹ (Hohelied 7,2) … Das heißt, wenn du dich von Herzen freust und dich mit guten Werken zu Ihm sehnst und die Hoffnung auf das ewige Leben in deiner Freude zurückstrahlst, als wenn die Sonne aufgeht … dann wirst du jenen Frieden haben, den die Engel bei der Menschwerdung des Gottessohnes den Menschen verkündeten.«
Der Kranke soll sich an Gott wenden, »denn Er fordert den Menschen auf, für seine Gesundheit Sorge zu tragen, und spricht: Siehe zu, daß du diese Heilmittel eifrig und ausdauernd *(studiosus et stabilis)* anwendest, denn deine Wunden sind schlimm!« (Scivias 1, *visio* 4). Und: »Wisse, daß diese Worte zum Heil des Leibes und der Seele, jedoch nicht von einem Menschen verkündet sind, sondern durch Mich, der Ich bin« (LDO, *visio* 3).
Aber auch für nichtreligiöse bzw. nicht konfessionell gebundene Menschen bietet der ganzheitliche Ansatz der Hilde-

gard-Heilkunde eine wirksame Alternative zur Therapie der herkömmlichen Medizin, und das mit wesentlich geringeren bzw. gar keinen »Risiken und Nebenwirkungen ...« Ich habe zur Vorbereitung dieses Buchs an die hundert schulmedizinische Publikationen über Rheuma und Gicht gelesen, in deren Einleitung der Satz stehen könnte: »Wir wissen nicht, woher diese Krankheiten kommen.« Die unbekannten Krankheiten werden nun mit aggressiven chemischen Arzneimitteln bekämpft, die alle »wissenschaftlich anerkannt« sind, aber zum großen Teil zusätzliche schwere Schäden in Körper und Seele des Rheumakranken anrichten. Leider werden diese Medikamente auch von den gesetzlichen Krankenkassen bevorzugt, was sicher einer der Gründe für die astronomisch hohe Summe ihrer Ausgaben von etwa 300 Milliarden DM pro Jahr in Deutschland ist. Zudem ist die Zahl von über 25 Millionen Rheumatikern in der Bundesrepublik ein untrügliches Zeugnis des Vergiftungszustands ihrer Bevölkerung.

Wie uns Patienten und Leser immer wieder berichten, helfen die Originaltexte der Hildegard-Heilkunde, sowohl die Beschwerden leichter einzuordnen als auch – aufgrund ihrer guten Verständlichkeit – die richtigen Heilmittel auszuwählen bzw. selbst herzustellen. In dem Gefühl, die Verantwortung in die eigenen Hände zu nehmen, indem man sich aktiv an der Therapie beteiligt, liegt ein nicht zu unterschätzender Vorteil. Denn indem man sich intensiv mit dem Gesundungsprozeß beschäftigt und sich nicht hilflos einem unausweichlichen Schicksal und einem unüberschaubaren medizinischen Apparat ausgeliefert fühlt, wird der Heilungsverlauf zusätzlich günstig beeinflußt.

Dabei kann dieses Buch natürlich nicht den Therapeuten ersetzen. Bei allen Beschwerden, die nicht innerhalb einer angemessenen Zeit zurückgehen, oder wenn Sie Zweifel bei der richtigen Auswahl eines Heilmittels oder einer Therapiemethode haben, sollten Sie einen Arzt oder Heilprakti-

ker aufsuchen, im Idealfall natürlich einen, der sich in der Hildegard-Medizin auskennt.
Hildegard von Bingen entdeckte durch ihre Verbindung von spirituellem Weltbild und medizinisch- heilkundlichen Werken ein bahnbrechendes Beispiel für ganzheitliches Heilen und Denken. In ihrem politischen Wirken beeinflußte sie durch ihren umfassenden Briefwechsel Papst, Kaiser, Könige und bedeutende Persönlichkeiten aus ganz Europa. Es geht dabei nicht nur um Gott und die Welt, sondern auch um unsere Gesundheit und Wohlbefinden. Die Aktualität ihres Wirkens weltweit anerkannt. Dabei wurde sie als mutiger Wegbereiter einer neuen Zukunftsvision gewürdigt, weil sie die Kernfragen der Menschheit beantwortete: Was erhält die Gesundheit, was erwirkt Heilung, wie gestalten wir eine glückliche, liebevolle und friedliche Zukunft für alle Menschen dieser kostbaren Erde?
Weltweite Studien haben ergeben, daß unsere Gesundheit zu 80 Prozent von Faktoren abhängig sind, die wir selber beeinflussen können: ein sinnvoller Lebensstil und eine gesunde Ernährung; der Rest ist Genetik und Umwelt.
Die Hildegard Heilkunde beschäftigt sich daher damit, unsere Lebensweise positiv zu beeinflussen und unsre Lebensmittel wie Heilmittel einzusetzen. Dadurch sind wir in der Lage, die Unheilbarkeit von Krankheiten zu durchbrechen und unser Leben souverän und verantwortlich selber zu gestalten.

Allensbach am Bodensee, im Frühjahr 2012

Dr. Wighard Strehlow

Der rheumatische Formenkreis *oder* Die Selbstzerstörung des Körpers

Das Wort »Rheumatismus« stammt aus dem Griechischen *(rheumatismós)* und bedeutet ursprünglich »das Fließen (der Krankheitsstoffe)«. Der Begriff selbst kommt in den Werken der hl. Hildegard nicht vor. Sie hat den Symptomenkomplex des rheumatischen Formenkreises wie gesagt mit dem lateinischen Wort *paralysis* (»Lähmung«) beschrieben.

Der Begriff »Rheuma« ist eine umfassende und vieldeutige Bezeichnung für eine große Zahl von teils akuten, teils chronischen Krankheiten des Bindegewebes einschließlich Knochen und Knorpeln sowie der Blutgefäße und der Muskelfasern. Ihre Anzeichen und ihr Verlauf sind zum Teil sehr verschiedenartig. Sie machen sich bemerkbar durch ziehende Schmerzen, die sich zu unterschiedlichen Zeiten an verschiedenen Stellen in Muskeln, Gelenken oder Nerven manifestieren. Man unterscheidet vor allem folgende Rheumaarten:

- entzündliches Rheuma wie die chronische Polyarthritis oder Lupus erythematodes,
- degeneratives Rheuma (Abnutzungserscheinungen durch Überlastung wie bei der Arthrose),
- Weichteilrheumatismus, bei dem Muskeln, Bänder, Sehnen und Schleimbeutel schmerzen, und
- Gicht, bei der sich Harnsäurekristalle in den Gelenken ablagern.

Von den über 25 Millionen Deutschen, die von dieser Krankheit betroffen sind, leiden etwa vier Millionen an chronischem, das heißt unheilbarem Rheuma. Die Symptome spiegeln einerseits den psychologischen Zustand unserer Gesellschaft wider: Sie symbolisieren unsere Verhärtung durch Egoismus, Leistungsdruck, Dauerstreß und die »Sklerotisierung« der Umgangsformen. Andererseits sind sie in vielen Fällen eine Folge der Überernährung in den modernen Industriegesellschaften mit zuviel Fleisch, fettem Käse, Eiern und Milchprodukten. Dadurch verschlackt das Bindegewebe, Gefäße, Nerven, Muskeln und Gelenke verhärten (sklerotisieren) und verkrümmen sich.

Hildegard, zu deren Zeit sich freilich nur eine kleine Oberschicht solcherart Maßlosigkeit leisten konnte, erkannte diese Zusammenhänge und beschrieb sie als Folge einer Stoffwechselstörung durch fehlerhafte Zusammensetzung der Körpersäfte (was wir heute Dyskrasie nennen): »Wenn der Stoffwechsel *(humores)* durch Krankheiten oder krankmachende und ungesunde Ernährung durcheinandergebracht wird, treiben und drängen mitunter die Säfte selber die unverdauten Speisen und Getränke wieder raus ... Wenn die schlechten Säfte überhandnehmen, bereiten sie im ganzen Menschen einen nebelhaften Rauch (faulende Darmgase, Blähungen). Diese verteilen sich in den Eingeweiden, im Magen und im ganzen Körper und lösen alle übrigen schweren Krankheiten *(pestes,* Seuchen) im Menschen aus.«

Beim Rheumakranken ist die natürliche Reinigung des Bindegewebes von Schlacken und Giftstoffen blockiert, so daß sich diese Gifte in der Gelenkinnenhaut und im Bindegewebe mit Zellinfiltraten ablagern und sogenannte Rheumaknötchen bilden. Sind diese Giftdepots überfüllt, dann versucht das körpereigene Abwehrsystem sie zu reinigen, wodurch Entzündungszustände entstehen. Dadurch werden von Zeit zu Zeit oder bei ungünstigem »Rheumawetter« (Kälte oder Nässe) Schmerzattacken ausgelöst: »Der kalte und feuchte Unrat aus den Säften wird in den ausführenden Wegen der Nase und der Kehle angesammelt, weil das Gehirn ihn nicht ertragen kann, sondern ihn durch die natürliche Reinigung des Menschen auswirft, und durch einen Luftstoß wird er herausbefördert. Würde auf irgendwelche Weise bei einem Menschen diese natürliche Reinigung verhindert, so würde er von Sinnen kommen und vertrocknen, weil hierdurch sein Magen vernichtet und sein Gehirn verfaulen würde, die beide diesen stinkenden Unrat aushalten können … Denn diejenigen, welche den Überfluß an Giftstoffen besitzen und dieses Gift nicht ausscheiden, belasten sich mit krankem und schwachem Fleisch, sind deshalb nicht gesund und können nicht gesund sein. Die aber ein Übermaß an Giftstoffen haben, sind, wenn sie das Gift ausscheiden, ziemlich mager und körperlich gesund, weil sie die Unreinigkeiten nicht bei sich behalten. Die aber das Gift nicht ausscheiden und davon – wie oben gesagt wurde – krank werden, sollen Reinigungsmittel (Purgiermittel) gebrauchen, um sich damit zu reinigen.«

Zu den rheumaauslösenden Giftstoffen oder Toxinen zählen die Bakteriengifte von Streptokokken, Mykoplasmen und Spirochäten ebenso wie Virusgifte und die Giftstoffe aus dem Stoffwechsel von Parasiten. Hildegard nannte diese Krankheitserreger *pediculi,* viele Jahrhunderte bevor sie von der Forschung nachgewiesen wurden. Dazu kommt die Unzahl von Umweltgiften in unseren Lebensmitteln, Kosmetika, Kleidern, Möbeln und Baustoffen. Atemluft und Trinkwasser sind verseucht von Flugzeug- und Autoabgasen sowie Agrarchemikalien. Chemische Medikamente schädigen den Körper, aber auch Schwermetalle wie Quecksilber und Palladium in Zahnfüllungen. Von diesem ganzen Müll gelangt bei einem porösen Darm mehr ins Blut, als der Kreislauf verkraften kann. Verantwortlich für den porösen Darm sind Fäulnisstoffe durch Ernährungsfehler wie Küchengifte und Rohkost (siehe Seite 138), aber auch chemische Säuren wie die bei Rheuma verwendeten Mittel Acetylsalicylsäure (Aspirin, ASS), Diclofenac, Ibuprofen, Indo-

metacin oder Naproxen, welche die Magen-Darm-Schleimhaut angreifen.
Doch Hildegard sah die Ursachen des Rheumas wie gesagt nicht nur im maßlosen Essen und Trinken, sondern auch in einer zerstörten Lebensordnung und ständiger Überforderung mit seelischen Problemen – Zusammenhänge, die von Psychosomatikern unserer Zeit wiederentdeckt werden –: »Wenn nämlich ein Mensch an allerlei Mühsal und Angst und den Folgen von vielerlei Speisen und Getränken leidet, so daß sich durch ungeeignete Speisen und Getränke verschiedene und verkehrte Säfte und Schleime (Schlackenstoffe) angesammelt haben, dann kommt die erschütterte und ermüdete Seele, von Widerwärtigkeiten geplagt, zum Erliegen und stellt ihre Lebendigkeit zu einem gewissen Grade ein.«
Übermäßiger Streß, Ungeduld, Angst und Zorn verstärken das Rheuma, weil durch diese Erregungszustände biochemische Vorgänge ausgelöst werden, die sich negativ auf den Organismus auswirken. Doch können Lebensmühsal, Überforderung, Kummer oder eine Lebenskrise nicht nur die körperlichen Symptome verstärken, sondern sie sogar auslösen. Sie führen zu »Wut im Bauch«, die sich dann im Organismus manifestiert und wie ein Wurm den Darm durchbohrt.
Die moderne Forschung bestätigt, daß gewöhnliche Keime wie zum Beispiel Schnupfenerreger, Adeno- und Retroviren, das Herpes-simplex-Virus sowie potentiell krebserregende Warzenviren (Papylomaviren) oder auch schon der Epstein-Barr-Virus die körpereigenen Immunzellen überaktivieren können (serologischen Untersuchungen zufolge haben 90 Prozent aller Erwachsenen eine nicht bemerkte [klinisch stumme] Infektion mit dem Epstein-Barr-Virus durchgemacht). Die Viren tarnen sich mit Eiweißen, die dem menschlichen Gewebe täuschend ähnlich sind, und lösen damit Attacken des Immunsystems auf den eigenen

Körper aus. Dabei werden die Immunzellen (T-Zellen), die ständig im Blut patrouillieren, aus ihrem inaktiven Zustand geweckt, um eine ganze Armee von Soldaten in Marsch zu setzen, die Antikörper, welche die Eindringlinge vernichten sollen. Das tun sie durch Hervorrufen einer Entzündung, und zwar mit gefährlichem Sprengstoff, zum Beispiel Vernichtungswaffen wie Kollagenase (ein Enzym, welches das Bindegewebe auflöst), Leukotrienen, Prostaglandinen und den freien Radikalen, die im Körper eine Verbrennungskettenreaktion vergleichbar einer Atombombe auf der Erde auslösen können. Die T-Zellen können außerdem noch B-Zellen, die sogenannten Antikörper, zur Hilfe rufen, und es kommt zu einem Immunkomplex.

Es ist bis heute ein Geheimnis für die medizinische Forschung, warum das Abwehrsystem den eigenen Organismus attackieren und in einer Selbstvernichtung (Autoaggression) das Eiweiß – Sehnen, Bänder, Knorpel und die Knochen, oft alle Organe, die Nerven, Muskeln und das Blut – angreifen kann. Man vermutet, daß die T-Zellen den Befehl für das Vernichtungskommando erst von einem Gen im Erbgut (Gen HLA DR 1 und HLA DR4) erhalten. Aber die Anwesenheit dieser Gene muß nicht unbedingt zum Ausbruch des Rheumas führen.

Wie auch immer, festzuhalten bleibt, daß stets die Vergiftung des Körpers am Anfang des rheumatischen Geschehens steht. In vielen Fällen wird sie ermöglicht bzw. begünstigt durch seelische Probleme. Der Rheumaschmerz ist dabei »nur« das Alarmzeichen für das Maß der Vergiftung, der Körper will uns durch den Schmerz auf die tiefer liegende Krankheit hinweisen. Hier hilft wie gesagt allein eine radikale Entgiftung, verbunden mit einer bewußten Lebensweise, vor allem einer gesunden Ernährung. Wenn der Schmerz lediglich mit chemischen Mitteln unterdrückt wird, brennt das Feuer weiter, es wird sogar geschürt und richtet immer größeren Schaden an.

Im folgenden sind nun die häufigsten bzw. wichtigsten rheumatischen Erkrankungen aufgeführt, wobei auch immer die entsprechenden Hildegard-Heilmittel angegeben werden. Viele der genannten Rezepte und Therapieformen werden in den anschließenden Kapiteln dieses Buches beschrieben.

Arthritis und Polyarthritis – wenn der Körper seine Gelenke zerstört

Die Arthritis ist die Folge eines Entgiftungsversuchs des Körpers, bei dem die Abwehrstoffe aus dem Blut in die Gelenkhaut (Synovialmembran) eindringen, um diese durch eine Entzündungsreaktion zu zerstören (das griechische Wort *árthron* heißt »Glied, Gelenk«). Es ist sozusagen der letzte Versuch des Organismus, sich von dem Gift zu befreien und dem Menschen ein unüberhörbares schmerzendes Alarmsignal zu geben. Durch die Gelenkentzündung werden starke Enzyme (Kollagenasen) freigesetzt, die Knorpel, Sehnen, Bänder und selbst den Knochen auflösen und zerstören können. Mit der Zeit verliert das Gelenk seine Stabilität, es schwillt an und verformt sich.
Am häufigsten werden Finger und Handgelenke sowie Zehen- und Sprunggelenke befallen, aber auch Ellbogen, Schultern, Hüften, Knie, die Wirbelsäule und selbst das Kiefergelenk. Diese Art der Entzündung macht selbst vor den serösen Hüllen der Organe, wie zum Beispiel dem Lungenfell oder dem Herzbeutel, nicht halt. Mit der Zeit wird die Arthritis chronisch, und wenn der Knorpel einmal vollständig zerstört ist, kann der Schaden nicht mehr rückgängig gemacht werden. Das Gelenk ist dann deformiert und die Gelenkfunktion verlorengegangen.
Allein in Deutschland leiden bereits 800 000 Menschen an chronischer rheumatoider Arthritis, das macht etwa ein Pro-

Welche Organe sind betroffen?
Die rheumatische Arthritis kann prinzipiell auf alle Organe übergreifen:

- Augen: Sie sind ziemlich häufig rheumatisch entzündet, wobei die Regenbogen- wie auch die Lederhaut betroffen sind.
- Blut (Anämie): Hier tritt ein Eisenmangel oder eine Blutbildungsstörung, meistens durch den Einsatz von entzündungshemmenden Rheumaschmerzmitteln, ein. Bei der Einnahme von Acetylsalicylsäure (Aspirin) können täglich bis zu 20 Milliliter Blut verlorengehen.
- Blutgefäße können sich entzünden (Vaskulitis) und porös werden, besonders unter dem Einfluß von Rheumaschmerzmitteln und den sogenannten Immunsuppressiva.
- Haut: Entzündung der Unterhaut wie beim Lupus oder Rheumaknoten unter der Haut.
- Herzbeteiligung: wobei sich der Herzbeutel, die Herzklappen und der Herzmuskel rheumatisch entzünden können.
- Lungenbeteiligung: Das Rippenfell entzündet sich.
- Nerven und Gehirn: Als Folge einer Schwellung kann ein Druck auf die Nerven wie beim Karpaltunnelsyndrom oder auf die Bandscheiben mit Bandscheibenvorfall und Paralyse erfolgen.
- Nieren: Die Nieren sind als Ausscheidungsorgane besonders durch die Rheumamittel gefährdet, zum Beispiel durch die entzündungshemmenden Schmerzmittel, die zu Nierenschwäche oder Nierenversagen führen können (etwa das Schmerzmittel Paracetamol, das die Patienten langfristig der Dialyse ausliefert). Besonders durch Immunsuppressiva kommt es zu Vergiftungserscheinungen und Nierenversagen.

zent der Bevölkerung aus, und die Tendenz ist steigend. Im Alter von 35 bis 55 Jahren erkranken meistens Frauen daran (dreimal mehr als Männer). 90 Prozent dieser Patienten haben nach zehn Jahren Krankheitsdauer einen nicht mehr gutzumachenden Gelenkschaden. Aber auch Kleinkinder und alte Menschen können eine Arthritis bekommen.
Die häufigsten Beschwerdebilder der rheumatoiden Arthritis sind die folgenden:

- Morgensteife (länger als eine Stunde lang),
- Schwellung des Gelenks (Kapselschwellung),
- Bewegungs- oder Druckschmerz,
- symmetrische Schwellung der Fingergelenke, Handgelenke, Ellbogen, Hüfte, Knie oder Schultern (oft schmerzen die gleichen Gelenke auf der rechten und linken Körperhälfte gleichzeitig),
- Rheumaknoten unter der Haut,
- poröse Knorpel im Röntgenbild mit Lakunenbildung (Ausbuchtungen) im Knochen.

Die Schmerzen sind so unerträglich wie Zahn- oder Kopfweh. Die Gelenke werden feuerrot und fühlen sich heiß an. Der Patient klagt über Müdigkeit, Appetitlosigkeit, Schweißausbrüche und Schlafstörungen. Die Krankheit tritt in Schüben auf, wobei sie auch lange Zeit wieder ausbleiben kann; der medizinische Fachausdruck dafür heißt »Remission« (vorübergehendes Nachlassen von Krankheitssymptomen):

- Die Morgensteifigkeit dauert weniger als 15 Minuten.
- Es treten keine Ermüdungserscheinungen auf.
- Die Gelenkschmerzen bleiben aus,
- ebenso die Bewegungsschmerzen der Gelenke sowie
- die Gelenkschwellung.
- Die Blutsenkungsgeschwindigkeit ist kleiner als 30 mm/h n. W. bei Frauen bzw. kleiner als 20 mm/h n. W. bei Männern.

Bei der chronischen Polyarthritis sind immer mehrere Gelenke auf einmal betroffen. Zur Diagnose kann der Therapeut das Blutbild heranziehen. Die Blutsenkungsgeschwindigkeit ist deutlich erhöht und ein C-reaktives Protein (CRP) als Antikörper nachweisbar. Außerdem kann man bei 85 Prozent der Patienten den Rheumafaktor nachweisen (siehe Kasten), genetische Faktoren (HLA-B27-Gen), einen Eisenverlust, eine erhöhte Leukozytenzahl und eine vermehrte Antikörperbildung, wobei das Verhältnis der T4-Helferzellen zu den T8-Suppressorzellen deutlich erhöht ist (siehe Tabelle).

Normal	*Bei chronischer Polyarthritis*
BSG nach 1 Stunde < 10	deutlich erhöht
BSG nach 2 Stunden < 25	deutlich erhöht
CRP negativ	positiv
Rheumafaktor negativ	positiv
HLA-B27 negativ	positiv
Eisen 700–1500 µg/l	< 700
Leukozyten 1000–9000	> 20 000
T4-Helfer/T8-Suppressor 1,8	> 2,8

Indikation Polyarthritis: Aderlaß, Chrysopras, Darmsanierung, Dinkelkost, Goldkur, Wasserlinsenelixier.

Fallbeispiele

➾ Die 73jährige Patientin litt bereits zwölf Jahre an chronischer Polyarthritis mit Fingerarthritis und Gastritis, verursacht durch die vielen Rheumamittel, unter anderen Diclofenac, Cortison und Goldspritzen. Sie war von diesen Medikamenten schon so »vergiftet«, daß feinste innere Blutungen auftraten, verbunden mit Drehschwindel und Doppelsehen sowie der erhöhten Gefahr, einen Schlaganfall zu erleiden. Die gesamte Darmflora war zerstört, so daß sie obendrein Abführmittel nahm, die ihrem Verdauungstrakt zusätzlichen Schaden zufügten. In ihrer Verzweiflung (»Bevor du stirbst, versuchst du es noch einmal im Hildegard-Kurhaus«) stellt sie sich schließlich auf eine konsequente Dinkelkost ein; sie läßt einen Aderlaß vornehmen, führt die hildegardische Goldkur durch und wendet den Chrysopras-Edelstein gegen Fingerschmerzen an. Bereits nach zwei Wochen Darmsanierung und Dinkelkost normalisiert sich die Verdauung, durch die fleisch- und milchproduktfreie Kost verschwinden die brutalen Schmerzen, und die Patientin kann ihre chemischen Mittel so weit reduzieren, daß sie nur noch einmal wöchentlich eine Diclofenac-Tablette zu nehmen braucht. Lorbeeröl lindert die Gelenkschmerzen.

➧ Der 58jährige Ingenieur litt bereits seit sechs Jahren nach einer Diphtherieinfektion an einer chronischen Polyarthritis mit heftigen Schmerzen in allen großen Gelenken. Die starken cortisonhaltigen Rheumamittel und das Schmerzmittel Rantudil hatten schwere Schäden an der Darmflora angerichtet und eine Doppelinfektion von Hefepilzen und Klebsiella pneumonia zur Folge. Die Abwehrkräfte waren so geschwächt, daß eine Virusinfektion die andere ablöste. Alle chemischen Mittel versagten auch hier. Durch das Rantudil kam es zu Magen-Darm-Geschwüren mit Darmblutungen, wodurch immer mehr Giftstoffe und Krankheitserreger in das Blut gerieten, welche die Autoaggression beständig anfeuerten. Die Folge waren unerträgliche Schmerzen, Steifigkeit und Ödeme. Vom Cortison hatte er bereits das typische Vollmondgesicht. Mit 57 Jahren war ihm schon das erste künstliche Hüftgelenk eingesetzt worden. Eine herkömmliche Darmsanierung und Brucer-Kost mit Frischkornbrei brachten keine Erleichterung. Erst als der Patient durch den hildegardischen Aderlaß entgiftet ist, die Hildegard-Goldkur sowie eine Darmsanierung mit Bärwurz-Birnen-Honig durchführt, die Dinkelkost einhält und das Wasserlinsenelixier anwendet, kommt es zu einer deutlichen Besserung der Polyarthritis, so daß die Cortisongaben verringert werden können und nur noch die halbe Dosis von Rantudil notwendig ist. Die Behandlung dauert an, aber die ersten Erfolge sind vielversprechend.

Die Reiter-Krankheit

Der deutsche Militärarzt und Bakteriologe Hans Reiter (1881–1969) beobachtete im Ersten Weltkrieg bei Soldaten zum ersten Mal eine Krankheit, bei der gemeinsam Knochen, Harnwege und Augen entzündet waren. Später entdeckte man, daß neben diesen Symptomen noch Hauterkrankungen und Geschwüre im Mund erscheinen können.
Von der Krankheit, die auch »urethro-okulo-synoviales Syndrom« oder »Polyarthritis enterica« genannt wird, sind meistens junge Menschen zwischen dem zwanzigsten und vierzigsten Lebensjahr betroffen, aber ebenso Kinder. Das gemeinsame Auftreten der Arthritis (Schwellung und Schmerzen der Gelenke bis hin zur Steifheit, vor allem der Fuß- und Kniegelenke), der nichtbakteriellen Urethritis (die Harnröhre ist entzündet, es entsteht eitriger Ausfluß) und der Konjunktivitis (Infektion der Bindehaut mit Schwellung) wird als »Reiter-Trias« bezeichnet.
Die Patienten haben oft hohes Fieber, der Rheumafaktor (siehe unten) ist negativ. Meist sind von dieser Krankheit Männer befallen. Manchmal geht den Symptomen eine Enteritis (Dünndarmentzündung) voraus. Bei fast 70 Prozent der Patienten mit Reiter-Syndrom ist das Antigen HLA-B 27 nachgewiesen worden.

Indikation Reiter-Krankheit: Aderlaß, Goldkur, Dinkel und Kalbsfußbrühe.

Fallbeispiel
➾ Die 32jährige Patientin und Zilgrei-Therapeutin litt schon jahrelang an Morbus Reiter. Die chemischen Medikamente brachten keine Besserung. Nach Aderlaß, Goldkur, Kalbsfußbrühe und Dinkelernährung lebt sie nun bereits zwei Jahre völlig beschwerdefrei.

Periarthropathie

Die mit dem medizinischen Fachbegriff »Periarthropathia humero-scapularis« bezeichnete Krankheit tritt meist bei älteren Menschen auf. Der Entzündungsprozeß ist seltener akut, sondern fast immer chronisch-rezidivierend (wieder auftretend). Die Verkalkung mit Hydroxylapatit befällt vor allem die Schultergelenkkapsel.
Die Schmerzen treten besonders spontan nachts auf und sind extrem stark. Die Betroffenen leiden auch an Druck- und Bewegungsschmerzen. Die Beweglichkeit ist sehr eingeschränkt *(frozen shoulder* [»eingefrorene Schulter«]).
Die äußerlichen Ursachen können fortgeleitete Entzündungen sein, ebenso Verletzungen, die Symptome treten aber auch manchmal nach einer längeren Ruhigstellung des Armes auf.

Indikation Periarthropathia humero-scapularis: Dachsfell zur Förderung der Durchblutung des Schultergelenks, Lorbeeröl, Rosenöl-Olivenöl und andere Rheumasalben (Dachslebersalbe, Wermutsalbe) im Wechsel mit Wärme (Feuermassage) oder Kaltwasserwickel und Selleriesamen-Pulvermischung.

Fallbeispiel
➾ Die 59jährige Patientin litt an schweren Schulterschmerzen, verstärkt durch eine Verkrümmung der Halswirbelsäu-

le. Im Röntgenbild war eine leichte Verformung mit unregelmäßiger Verdichtung am Pfannenrand durch Kalkeinlagerung zu sehen. Nach regelmäßiger Einnahme von Rheumapulver ein- bis zweimal täglich auf Quittenbrot für vier Wochen und nach Anwendung der obengenannten Therapiemethoden gehen die Schmerzen wieder zurück.

Der Rheumafaktor
Der Rheumafaktor ist ein diagnostisches Hilfsmittel. Es handelt sich um Antikörper gegen körpereigenes Eiweiß. Wenn ein Rheumafaktor entdeckt wird, ist dies jedoch kein sicheres Zeichen dafür, daß der Patient unter einer Polyarthritis leidet. Ebensowenig bestätigt sein Fehlen, daß der Untersuchte gesund ist. Bei etwa 15 Prozent aller Arthritispatienten fehlt der Rheumafaktor (seronegativ), und bei bis zu 5 Prozent der Gesamtbevölkerung, die seropositiv sind, tritt keine Arthritis auf.

Das Still-Syndrom – die juvenile Sonderform der chronischen Polyarthritis

Der Londoner Pädiater George Still (1868–1941) entdeckte 1897 eine chronische Sonderform der rheumatoiden Arthritis bei Kindern und Jugendlichen mit fortschreitender Verdickung der Gelenke. Die Krankheit verläuft subakut und kehrt immer wieder, sie wird begleitet von Fieber, das rhythmisch ansteigt und fällt. Die Gelenke können sich verbiegen und verknöchern. Oft vergrößern sich die Lymphknoten und die Milz. Schwäche, Schwitzen, Muskel- und Gelenkschmerzen, die durch den ganzen Körper ziehen, sind weitere Symptome. Manche Kinder bekommen Hautausschlag.

Die Symptome können auch bei Erwachsenen auftreten. Die Ursache liegt meist – wie in der Regel bei allen rheumatischen Erkrankungen – in einer Entzündung der Gelenke durch eine Autoaggression des körpereigenen Abwehrsystems infolge einer Vergiftung durch Krankheitserreger und Umweltgifte.

Indikation Still-Syndrom: Bäder, Entgiftung des Körpers durch Sauna, Ernährungsumstellung auf Dinkel, Obst und Gemüse unter Ausschluß von sämtlichen Küchen- und Umweltgiften und Wasserlinsenelixier.

Fallbeispiel

➻ »Ich wurde mit 26 Jahren sehr krank, beginnend mit juckendem Hautausschlag, hohem Fieber von 40 Grad und wahnsinnigen Gelenkschmerzen. Im Krankenhaus wurde die ›Stillsche Krankheit‹ diagnostiziert. Ich bekam Penicillin und Cortison in hohen Dosen. Nach drei Monaten Pause setzte ein erneuter Schmerzschub mit Hautausschlägen ein. Täglich erlitt ich fürchterliche Schweißausbrüche und Schüttelfrost. Eine Amalgamsanierung und Mandeloperation brachten keine Besserung. Die Quecksilberentgiftung mit DMPS machte alles nur noch schlimmer (DMPS ist ein Chelatbildner, Chelate sind stabile Komplexe von Metallen mit organischen Verbindungen). Ich wurde zum Pflegefall, mußte an- und ausgezogen werden und konnte mich nicht mehr um meine drei Kinder kümmern. Drei Monate hindurch wurden hohe Dosen Cortison ohne Besserung eingesetzt.

Heute ernähre ich mich konsequent mit Dinkelkost (ich backe mein Dinkelbrot selbst), und die quälenden Hautausschläge, Juckreiz und Schmerzen sind verschwunden. Meinen Gelenken geht es gut, und ich bin überzeugt davon, daß dies vor allem auf die Umstellung auf fleischlose Kost und Dinkel zurückzuführen ist.«

Rheumatisch-entzündliche Wirbelsäulenerkrankung: Bechterew-Krankheit

Wenn die Wirbelsäule rheumatisch entzündet ist, spricht man von einer »Spondylarthritis« (das griechische Wort *spondylós* heißt »Wirbel«). Zu dieser Gruppe gehört zum Beispiel die Bechterew-Krankheit (Spondylitis ankylosans, Spondylarthritis ankylopoetica), benannt nach dem Leningrader Neurologen Wladimir von Bechterew (1857–1927).
Die Symptome treten oft schon im Alter von zwanzig bis dreißig Jahren auf und verursachen Schmerzen im Kreuz und unteren Rücken, die sich beim Liegen verstärken und bei Bewegung nachlassen. Man kann sie zunächst leicht mit Ischiasschmerzen verwechseln, doch sind sie überwiegend schleichend und nicht anfallartig. Die Gelenkschmerzen vergehen, kehren aber oft wieder. Gleichzeitig ist die Regenbogenhaut entzündet, das Kniegelenk und die Ferse tun ebenfalls weh. Nach und nach versteifen sich die Wirbel von unten nach oben, und es entsteht ein Rundrücken. Der Kopf wird nach vorn gedrückt, die Atmung durch den erstarrten Brustkorb erschwert. Soweit entwickelt sich die Krankheit jedoch nur bei etwa 30 Prozent der Betroffenen. Bei Männern sind die Symptome ausgeprägter als bei Frauen.
Es kommt zu Entzündungen zwischen Wirbelsäule und Rippen, von Kreuz- und Darmbein, zwischen Brustbein und Rippen sowie zu Entzündungen der Sehnen, die am Knochen ansetzen. Die Harnröhre und die Vorhaut sowie der Darm können entzündet sein, es können auch Colitis und Morbus Crohn, Haut- und Nagelentzündungen, zum Beispiel Schuppenflechte und rheumatische Psoriasis-Arthritis, auftreten.
Wahrscheinlich handelt es sich bei der Spondylarthritis um eine sogenannte Erbkrankheit (Nachweis im Blutbild durch das Merkmal HLA-B27). Wie bei den anderen Rheumaerkrankungen greift auch hier das Immunsystem die eigenen Körperzellen an.

Indikation Bechterew-Krankheit: siehe Kasten »Therapieplan bei rheumatischer Arthritis und Polyarthritis ...« auf Seite 29.

Fallbeispiel

➻ Bei einer 30jährigen Patientin wurde die Bechterew-Krankheit diagnostiziert, nachdem sie wegen schleichender Schmerzen im Kreuz und im unteren Rücken einen Arzt aufgesucht hatte. Zunächst dachte sie, es handele sich um Ischias. Alle Mittel, die eingesetzt werden, um den Schmerz zu unterdrücken und eine Verschlimmerung der Symptome zu verlangsamen, zeitigen keine Wirkung. Über Umwege erfährt sie von den Erfolgen der Hildegard-Therapie und entschließt sich dazu, die entsprechenden therapeutischen Maßnahmen (siehe Kasten »Therapieplan bei rheumatischer Arthritis und Polyarthritis ...«) anzuwenden. Inzwischen lebt sie nahezu beschwerdefrei, ein Fortschreiten der Krankheit konnte verhindert werden.

Lupus erythematodes – Schmetterlingsflechte

Beim Lupus erythematodes (das lateinische Wort *lupus* heißt »Wolf« und das griechische Wort *erythema* »Errötung, Röte«) handelt es sich ebenso um eine rheumatische Autoaggressionskrankheit, bei welcher der Körper versucht, Giftstoffe zu entfernen, dabei über das Ziel hinausschießt und das gesamte Bindegewebe angreift. Dadurch treten Hautausschläge, schmerzhafte Gelenkentzündungen, Blutarmut, im schlimmsten Falle, wenn die Krankheit den ganzen Körper erfaßt, Störungen der Nierenfunktion, des Nervensystems, der Leber sowie Polyarthritis auf.
Charakteristisch sind folgende Symptome: schmetterlingsflügelartige Hautrötung auf den Wangen, Hautentzündung nach Sonnenbestrahlung, Schleimhautentzündung von

Therapieplan bei rheumatischer Arthritis und Polyarthritis, Spondylarthritis sowie Lupus

- Säftereinigung mit dem Wasserlinsenelixier,
- Blutreinigung durch den hildegardischen Aderlaß,
- Entgiftung des Bindegewebes durch Schröpfen, Moxibustion, Sauna, Bäder,
- Immunmodulation mit der hildegardischen Goldkur,
- Einölen der Gelenke, Schmerzbeseitigung durch Rosenöl-Olivenöl, Lorbeeröl, Wermutöl, Wermutsalbe, Dachssalbe, Salbe des Hilarius und Eichelhähersalbe,
- Darmsanierung, mit »Abdichtung« von Magen-Darm-Schleimhautentzündungen, das heißt, das »Leck muß geschlossen werden«, durch das die Allergene im entzündeten Darm ins Blut gelangen und somit die Autoaggression auslösen: Bärwurz-Birnen-Honig, Sanikelelixier, Sanierung der Darmflora,
- Umstellung der Ernährung auf Dinkel, Obst und Gemüse unter Ausschluß von Küchengiften (siehe Seite 138), Rohkost und tierischem Eiweiß,
- Vermeiden aller unnötigen Umweltgifte in Nahrungsmitteln, Kleidern, Haushalt, Körperpflege und Deodorants, Möbeln und Baumaterialien sowie Teppichböden und Parkett,
- behutsames »Ausschleichen« aller unnötigen chemischen Arzneimittel und Umstellung auf Hildegard-Naturheilmittel,
- Anregung der Durchblutung durch Aufgeben des Rauchens und Einsatz von durchblutungsfördernden Dachsfellen.

Mund und Nase, rheumatische Arthritis, Niereninfektion, geistige Verwirrtheit, Schwindel und Gleichgewichtsstörungen. Der Patient leidet weiterhin unter Fieber, Gewichtsverlust, Haarausfall, kalten Händen und Füßen, Brustschmerzen beim Ein- und Ausatmen und Bauchschmerzen. Es besteht die erhöhte Gefahr eines Schlaganfalls. Im allerschlimmsten Falle bildet das Immunsystem Antikörper gegen sein eigenes Erbgut.

Indikation Lupus erythematodes: siehe Kasten »Therapieplan bei rheumatischer Arthritis und Polyarthritis …« auf Seite 29.

Fallbeispiel

➺ Der 55jährige Ingenieur leidet an den typischen Symptomen einer Polyarthritis mit gleichzeitigem Auftreten eines Ausschlags im Gesicht, der die Form eines Schmetterlings aufweist. Besonders wenn er sich in der Sonne aufhält, ist seine Haut entzündet. Er beklagt sich über leichte Schwindelgefühle bzw. Gleichgewichtsstörungen. Zudem ist ein deutlicher Haarausfall festzustellen. Konsequente Dinkelkost und andere Hildegard-Therapiemaßnahmen (siehe Kasten »Therapieplan bei rheumatischer Arthritis und Polyarthritis …«) bringen nach relativ kurzer Zeit das Fortschreiten der Symptome zum Stoppen, und schließlich stellt sich eine langsame Besserung ein.

Arthrose – Abnutzungserscheinung der Gelenke

Die häufigste Form der Gelenkzerstörung tritt etwa ab dem dreißigsten Lebensjahr durch die alters- und belastungsbedingte Abnutzung der Gelenke auf und betrifft den Nacken, den Rücken, die Knie, die Hüfte und die Fingergelenke. Fast 70 Prozent aller Menschen über siebzig haben Arthro-

se, wie man im Röntgenbild feststellen kann, aber nur die Hälfte davon leidet an den typischen Symptomen.
Die Ursachen einer Arthrose können schon in der frühen Kindheit liegen – eine zu starke Belastung bei der Arbeit auf dem Bauernhof ist zum Beispiel der Grund, warum viele ältere Menschen in ländlichen Gebieten heute diese Krankheitsmerkmale aufweisen. Aber auch Verletzungen, Unfälle, Übergewicht, langes Stehen oder schwere körperliche Arbeit tragen ihren Teil dazu bei. In unserer Zeit üben vor allen Dingen der Risiko- und Leistungssport eine mörderische und zerstörerische Wirkung auf die Gelenke aus, so daß bereits dreißig- bis vierzigjährige Aktive »ausgebrannt« sind.
Teilweise läßt sich die Arthrose auch auf psychosomatische Ursachen zurückführen, etwa auf eine familiäre Belastung, die eine Vergrößerung und Schwellung der Fingergelenke hervorruft wie bei den Heberden-Knoten (nach dem Londoner Arzt William Heberden [1710–1801], die Knoten sind selten schmerzhaft).
Frühsymptome sind meistens leichte Steifigkeit und Schmerzen in den Gelenken mit dem typischen Anlauf- und einem Belastungsschmerz beim Aufstehen nach dem Liegen oder nach einer langen Sitzpause. Ist dieser Anlaufschmerz einmal überwunden, so kann eine Bewegung ohne starke Belastung sogar eine der besten Methoden sein, um die Arthrose wieder in den Griff zu bekommen. Ich kenne eine Buchhändlerin, die mit 58 Jahren wegen Arthrose ihren Beruf aufgeben mußte und die Krankheit dann durch konsequent durchgeführtes Bergwandern überwunden hat. Heute – mit 75 Jahren – ist sie »Wanderführerin« beim Alpenverein. »Wer rastet, der rostet«, und dadurch verstärkt sich die Arthrose. Durch vermeintliche Schonung der Gelenke werden Fehlhaltungen und Muskelverspannungen begünstigt, die bis zu einer völligen Versteifung führen können.

Indikation Arthrose: Aderlaß, Bäder, Dinkelkost, Goldkur, Kalbsfußbrühe, Moxibustion, Obst und Gemüse unter Ausschluß von Küchengiften (siehe Seite 138), Rohkost und tierischem Eiweiß, Rosenöl-Olivenöl sowie Lorbeeröl, Sauna, Schröpfen, kalte und heißfeuchte Wasserwickel mit entsprechenden Kräutern oder Blättern (Eschenblätter-Packung) und Wermutsalbe am Ulmenholzfeuer.

Fallbeispiel

➺ Die heute 55jährige Patientin litt schon seit ihrem zwölften Lebensjahr an Rheuma und sitzt seit dreizehn Jahren im Rollstuhl. Bald vierzig Jahre Cortison haben ihre Knochenmasse so aufgefressen, daß sie keine Kraft mehr verspürt. Vor vier Jahren wurde ein künstliches Gelenk ohne Zement in die rechte Hüfte gesetzt. Trotzdem litt sie an unerträglichen Schmerzen. Die Voltaren-»Bomben« haben den Unterleib zerfressen, die Leber und die Magenschleimhaut entzündet. Trotz Operation war sie »todkrank«.
In der Reha-Klinik wurden alle schulmedizinischen Mittel ab- und Hildegard-Rheumamittel eingesetzt: hildegardische Goldkur, Wermutsalbe am Ulmenholzfeuer und intensive Dinkelkost.
Kommentar des behandelnden Arztes: »Einfache Mittel können oft mehr helfen als Chemie.«

Perthes-Krankheit

Der deutsche Chirurg Georg Perthes (1869–1927) entdeckte diese spezielle juvenile Form der Hüftgelenksarthrose, die schon bei Kindern im Alter von fünf bis zwölf Jahren auftreten kann und verstärktes Hinken, Bewegungsschmerz und Beweglichkeitseinschränkungen verursacht. In späteren Jahren kommt ein Hüftknorpelschaden hinzu, der auf das Gelenk übergehen und normalerweise durch Operationen

(Umstellungsosteotomie) behoben werden kann. Viele der Betroffenen behalten aber ihr ganzes Leben lang einen humpelnden Gang bei.

Indikation Perthes-Krankheit: Aderlaß und Kalbsfußsuppe.

Fallbeispiel
•◆ Der 20jährige junge Mann litt bereits vier Jahre an Morbus Perthes mit starken Hüftschmerzen. Nach Aderlaß einmal jährlich und regelmäßiger Kalbsfußtherapie treten keine Hüftschmerzen mehr auf, und der Zustand der Hüfte hat sich stabilisiert.

Lyme-Borreliose

Die Lyme-Borreliose *(lyme disease)* wird ausgelöst durch einen Zeckenbiß, bei dem die Borreliose-Bakterien der Spirochätengattung übertragen werden. Die Krankheit ist nach der Stadt Lyme im amerikanischen Connecticut benannt, wo 1975 zum ersten Mal einige Bewohner unter den typischen Symptomen Fieber, Muskel- und Gelenkschmerzen, Kopfschmerzen und Hautentzündungen litten. Erst 1982 konnte sie durch den Arzt Willi Burgdorfer auf nordamerikanische und europäische Zeckenarten zurückgeführt werden und bekam den Namen »Borrelia Burgdorferi«.
Die Borreliose zählt zu den häufigsten durch Zecken übertragenen Infektionskrankheiten, wobei die Mehrzahl der Patienten von Ende Mai bis Ende Juli angesteckt werden. Dabei wandern die Borrelien während der blutigen Mahlzeit ihrer Wirte aus dem Darm der Zecken in deren Speicheldrüse und gelangen dann mit dem infektiösen Speichel in die Haut der Menschen. Hier kommt es zunächst zu einer lokalen, kreisrunden Rötung der Haut, später wandern die Erreger durch das Blut zu den verschiedenen Organen.

Pro Jahr werden in Deutschland etwa 30 000 Menschen infiziert, wobei aber nicht jeder Zeckenbiß zur Infektion führen muß und nicht jede Infektion zur Borreliose. Die Krankheit kann spontan ausheilen oder einen chronischen Verlauf in drei charakteristischen Stadien nehmen:

- Erstes Stadium: Einige Tage nach dem Zeckenbiß bildet sich um die Bißstelle ein kreisrunder rötlicher Hof mit Schmerzen und Juckreiz, der nach einigen Wochen wieder spontan zurückgeht. Manchmal können die Lymphknoten anschwellen. Die Krankheit kann spontan ohne weitere Folgen heilen.
- Zweites Stadium: Einige Wochen bis Monate nach dem Zeckenbiß tritt eine Organbeteiligung auf, besonders Schwellungen und Rötungen der Haut, Herz-, Gelenksowie Nervenschmerzen mit Nervausfällen im Kopf, besonders an der Gesichtsmuskulatur, mit Nackensteife und Kopfschmerzen. Manchmal treten auch Fieber, Gelenkschwellungen und Muskelschmerzen auf mit einer deutlichen Beeinträchtigung des Wohlbefindens, Lymphknotenschwellung und Müdigkeit.
- Drittes Stadium (chronisches Krankheitsbild): Monate bis Jahre nach der Infektion treten starke Hautinfektionen und Gelenkentzündungen mit Beteiligung des Herzens auf. Die Haut ist rötlich, verdickt und angeschwollen, meistens sind Schulter, Ellenbogen und Kniegelenke geschwollen.

Die Zeckeninfektion wird im Blut durch den Nachweis von Borrelien-Antikörpern erbracht. Im Laufe der Zeit werden die Erreger durch ein intaktes Immunsystem abgetötet, wodurch die Antikörper wieder langsam verschwinden. Noch nach Jahren kann man Borrelien-Antikörper im Blut nachweisen.
Üblicherweise wird die Infektion durch Antibiotika behandelt, danach sollte aber unbedingt ein hildegardischer Ader-

laß erfolgen sowie eine Darmsanierung, damit der durch die Antibiotika verursachte Schaden an der Darmflora wieder behoben wird.

Indikation Lyme-Borreliose: Aderlaß, Darmsanierung, Dinkelkost und Wasserlinsenelixier.

Fallbeispiel
➻ Die 68jährige Patientin litt seit zwei Jahren nach einem Zeckenbiß an starken Muskel- und Gelenkschmerzen mit völliger Bewegungsunfähigkeit, obwohl sie ihr ganzes Leben lang sportlich durchtrainiert war. Der Neurologe bestätigte eine Polymyalgia als Folge einer Lyme-Borreliose. Durch Einsatz der oben beschriebenen Hildegard-Mittel und zweimaligem Aderlaß im Abstand von jeweils zwei Jahren verschwinden die rheumatischen Beschwerden und sind bis heute nicht wieder aufgetreten.

Gicht

Die echte Gicht, die Podagra, wird von Hildegard ausführlich – wie wir heute sagen würden – als Wohlstandskrankheit beschrieben. Die Podagra (das diesem Begriff zugrunde liegende griechische Wort bedeutet »Fußangel«) beruht schließlich fast immer nur auf zwei Ursachen, nämlich auf einer Fehlernährung mit zuviel Fleisch, fettem Käse, Eiern und Milchprodukten sowie zu starkem Alkoholkonsum. Daher ist auch eine Diät mit Dinkel, Obst und Gemüse der beste Schutz vor der Gichtkrankheit: »Wer weiches, üppiges Fleisch an seinem Körper hat und häufig allerlei Leckerbissen verspeist, wird leicht von der Großzehengicht befallen … Es ereignet sich auch bei den Leuten, die allerlei durcheinander essen, daß sie danach leicht krank werden. Wenn also solche Leute im Übermaß allerlei leckere Speisen zu

sich nehmen, so gewinnen die schlechten Säfte in ihnen an Überhand, fließen in ihnen über und vermehren sich so, daß es unmöglich wird, sie zurückzuhalten, daß sie nicht ohne Ordnung hin und her fließen und so endlich in die unteren Körperteile herabfallen und in den Schenkeln und Füßen sich austoben. Und weil sie hier keinen Ausweg finden und wieder nach oben steigen wollen, es aber nicht können, so verbleiben sie in den unteren Gliedern, werden in Schleim (Schlacke) umgewandelt und verhärten sich. Dann empfindet solch ein Mensch in seinen Beinen und Füßen, daß die Großzehengicht da ist, und er leidet an dermaßen großen Schmerzen, daß er kaum mehr gehen kann.« (CC 101,20ff.)
Gicht war früher die Krankheit der Könige und des Adels, und heute ist sie eine Zivilisationskrankheit der westlichen Überflußgesellschaft. Durch übermäßiges und unvernünftiges Essen und Trinken kommt es zu einer Erhöhung des Harnsäurespiegels, und da Harnsäure im Blut nur schwer löslich ist, kristallisiert sie aus und lagert sich im Gelenk und im Gewebe ab, um dort Entzündungen hervorzurufen.
Die Gicht ist eine reine Stoffwechselkrankheit, bei der durch den Abbau von Fleisch Purine entstehen, die zu Harnsäure abgebaut werden. Purine sind in allen körpereigenen Zellkernen zum Aufbau des menschlichen Erbgutes nötig, wobei überschüssige Purine zu Harnsäure abgebaut werden und über den Urin ausgeschieden werden. Bei der Gicht sind diese Ausscheidungsvorgänge gestört, wobei zu viele Purine zu Harnsäure abgebaut und zuwenig Harnsäure über die Niere ausgeschieden wird. Folglich steigt der Harnsäurespiegel im Blut, und es lagern sich nicht nur an den Gelenken, sondern auch an den Schleimbeuteln und Sehnenscheiden sowie den Nieren Harnsäurekristalle ab, die zu starken Entzündungen und Schmerzen an den Gelenken führen. Ganz aus heiterem Himmel, vollkommen ohne Vorankündigung, kann ein solcher akuter Gichtanfall dann – meistens nachts – auftreten.

Ernährung für Gichtkranke

Absolut verboten sind: Lebensmittel mit hohem Purinanteil: Heringe, Fleisch, Innereien, Sardinen, Hefe, Wurstwaren und Alkohol in Wein und Bier, der die Ausscheidung von Harnsäure durch die Nieren verhindert.

Meiden sollte man: Lebensmittel mit geringerem Purinanteil wie Sardinen, Schinken, Hühnersuppe, Fleisch, Schaf, Fasan, Lachs, Forelle, Truthahn, Reh, Krabben und Hummer.

Vorsichtig sein sollte man mit: Spargel, Bouillon, Blumenkohl, Fisch, Bohnen, Linsen, Leberwurst, Pilzen, Austern, Erbsen, Schwein, Hase, Spinat, Küchengiften und Rohkost.

Erlaubt sind: Dinkel, Obst und Gemüse, Butter und Sauermilchprodukte in kleinen Mengen, Gesundheitsei, Mandeln.

Am besten ist: Dinkelgrießsuppe mit viel Gemüse (Firma Jura) zum Durchspülen der Niere.

Darüber hinaus sollte man darauf achten, täglich mindestens 2 bis 3 Liter Flüssigkeit zu sich zu nehmen, vorzugsweise Fenchel-, Salbei-, Apfelschalentee oder Dinkelkaffee.

Die Harnsäurekristalle werden unbehandelt immer größer und vom Gewebe eingekapselt. Dadurch kommt es zu den typischen Gichtknoten und im weiteren Verlauf zur Verformung der Gelenke. Die Normalwerte der Harnsäure liegen bei Männern zwischen 2,6 und 7,0 mg/100 ml Serum, bei Frauen zwischen 2 und 5,7 mg/100 ml. Frauen sind bis zum Klimakterium durch ihre Hormone vor Gichtanfällen sicher, danach gelten für sie jedoch ähnliche Bedingungen wie für Männer. Es können viele beschwerdefreie Jahre eines

Lebens im Übermaß vergehen, bis der erhöhte Harnsäurespiegel schließlich einen Gichtanfall auslöst. Meistens tritt dieser Anfall – wie Hildegard schrieb – im rechten Großzehengelenk auf.
Eine purinfreie Kost ist der beste Schutz vor Gicht, denn je höher der Purinanteil in den Lebensmitteln, um so größer ist auch das Risiko, Gicht zu bekommen. Um den Teufelskreis zu durchbrechen, müssen die Ursachen beseitigt werden, zum Beispiel durch eine Umstellung auf Dinkel, Obst und Gemüse.

Indikation Gicht: siehe Kasten »Ernährung für Gichtkranke« und »Therapieplan bei rheumatischer Arthritis ...« (Seite 29).

Fallbeispiel

➺ Der übergewichtige Abteilungsleiter in einem großen Haushaltswarengeschäft, der im beruflichen Alltag nur unregelmäßige und zudem ungesunde Mahlzeiten zu sich nahm, bevorzugte im allgemeinen eine stark fleischhaltige Kost. Über die Jahre hinweg hatte sich mit wachsendem Wohlstand seine Gewohnheit, sich ab und zu mal ein Gläschen Wein zu gönnen, zu einem regelmäßigen Konsum von mindestens einer Flasche am Abend gesteigert. Dies ging etwa acht Jahre gut, bis er kurz nach seinem vierzigsten Geburtstag seinen ersten Gichtanfall mit Schmerzen und Schwellung im rechten großen Zeh und am Kniegelenk erlitt. Nachdem die Anfälle immer wieder auftraten und eine konventionelle Behandlung keine dauerhafte Heilung seines Zipperleins brachte – zumal er die Ernährungsratschläge seines Arztes mehr schlecht als recht befolgte –, entschloß er sich zu einer Hildegard-Kur, wobei er deren Diätempfehlungen für Gichtkranke besonders berücksichtigte. Es fällt ihm immer noch schwer, auf das »Gläschen am Abend« zu verzichten, durch die konsequente Einschränkung auf den gelegentlichen Genuß eines Schoppens und die Beibehaltung der neuen Ernährungsgewohnheiten konnte er die Symptome aber deutlich verringern.

Osteoporose

Die Osteoporose (Knochenschwund) zählt zwar nicht zu den »klassischen« Rheumaerkrankungen, hat aber teilweise ähnliche Ursachen und Auswirkungen auf den Bewegungsapparat und ist unter anderem auf eine längerfristige Einnahme von Cortison als Rheumamedikament, bei Asthma oder Allergien zurückzuführen.

Den altersbedingten Knochenabbau, der mit etwa Mitte Dreißig bis Anfang Vierzig beginnt, kann niemand verhindern. Und mit zirka siebzig Jahren hat jeder Mensch etwa bis zu einem Drittel seiner Knochenmasse verloren. Solange die Knochen das Körpergewicht zu tragen vermögen, auch bei Belastung, und wenn keine Knochenbrüche auftreten, ist dies jedoch nicht erheblich.

Bei der Osteoporose sind ein rascherer Knochenabbau und ein verhinderter Knochenaufbau zu beobachten. Die Krankheit wird nicht durch einen Mangel an, sondern durch den Verlust von Kalzium verursacht. An erster Stelle trägt dazu die Aufnahme von zuviel tierischem Eiweiß bei, auch von Milch und Milcheiweiß, das im Organismus zu Harnsäure abgebaut wird, den Körper übersäuert und mit Kalzium aus Knochen neutralisiert wird. Bei Vegetariern tritt statistisch gesehen so gut wie kein Knochenschwund auf. Auch die stärksten Knochenbildner in der Tierwelt – etwa Elefanten oder Rinder – ernähren sich pflanzlich.

Frauen sind von dieser Krankheit ungleich häufiger betroffen als Männer. Dies wird zum Teil auf den Ausfall der schützenden Östrogene mit Beginn der Wechseljahre zurückgeführt. Aber nicht alle Frauen werden in dieser Phase ihres Lebens osteoporosekrank. Der Knochenschwund wird vor allem auch durch die folgenden Ursachen begünstigt:

- Raucherinnen kommen durchschnittlich fünf Jahre früher ins Klimakterium, wodurch die Sexualhormonproduktion rascher abnimmt. Alkohol und Koffein regen in der Niere die Kalzium- und Magnesiumausscheidung an.
- Mangelnde Bewegung fördert den Knochenabbau.
- Leinsamen ist ein bedeutender Kalziumräuber.
- Cortison und entzündungshemmende Medikamente verhindern die Kalziumaufnahme durch die Magen-Darm-Schleimhaut.
- Ebenso verhindern Antazida auf der Basis von Magnesium-, Kalzium- und Aluminiumsalzen die Kalziumaufnahme, indem sie die Magensäure neutralisieren. Zur optimalen Kalziumaufnahme ist aber die normale Magensäurekonzentration mit einem pH-Wert von 1,0 erforderlich.
- Die Sexualhormonmengen besonders bei Frauen, aber auch Männern, der westlichen Welt liegen durch die Aufnahme des Fleisches von hormonbehandelten Tieren doppelt so hoch wie bei Vegetariern oder Naturvölkern mit überwiegend pflanzlicher Ernährung. Dies führt zu einem Ungleichgewicht mit der Folge von hormonabhängigen Krebsarten (Brust-, Dickdarm- oder Prostatakrebs), aber auch vor allem Progesteronmangel, was den Knochenaufbau beeinträchtigt.

Osteoporose entsteht also nicht durch Kuhmilchmangel, wie uns die Milchindustrie glauben machen will. Ganz im Gegenteil: Milch senkt die Magensäurekonzentration und verhindert damit die Kalziumaufnahme. Eine ausgewogene Kost, die aus Dinkel, Gemüse (Bohnen, Mandeln, Kichererbsen), Kräutern und Früchten (Brombeeren, Himbeeren, Orangen) besteht, ist eine ausgezeichnete Quelle von Kalzium, das viel besser vom Körper aufgenommen wird.

Knochen bestehen aus mehr als nur aus Kalzium. Sie enthalten auch Magnesium, Mangan, Zink, Kupfer, Silikat, Phosphat und Fluorapatit sowie über vierzig weitere Spurenelemente. Die Knochensubstanz wird zu 67 Prozent aus Hydroxiapatit und 33 Prozent aus kollagenen Fasern gebildet. Daher ist Knochen (Kalbsfußknochen) die beste Substanz, um Knochen wieder aufzubauen, und der beste Schutz vor Osteoporose.

Indikation Osteoporose: Bewegungstherapie (Tanzen, Wandern, Fahrradfahren), Ernährungsumstellung auf Dinkel, Obst und Gemüse, Kalbsfuß(knochen)brühe (zwei- bis dreimal wöchentlich) und Kalbsfußknochenpulver aus BSE-freiem Bestand (zum Beispiel Ossopan).

Fallbeispiele

➺ Bei der Patientin wurde eine Knochendichte von 70 Prozent festgestellt. Nach konsequenter Umstellung der Ernährung auf Dinkelkost, Obst und Gemüse und der Gabe von Kalbsfußsuppe zwei- bis dreimal wöchentlich normalisierte sich die Knochendichte innerhalb eines halben Jahres.

➺ »Auf Anraten meiner Mutter nahm ich siebzehn Jahre täglich Leinsamen zu mir, bis ich von seinen schädlichen Auswirkungen auf das Knochengerüst erfuhr. Nach der Entbindung hatte ich akuten Eisen- und Kaliummangel. Die Ärzte waren ratlos. Auch meine Mutter nahm regelmäßig Leinsamen wegen Verdauungsproblemen zu sich. Sie hatte Osteoporose und später Herzrhythmusstörungen. Die anschließenden beiden Herzinfarkte führe ich ebenfalls auf die Einnahme des Leinsamens zurück. Leider erfahre ich diese Nachricht zu spät. Meine Mutter starb vor vier Jahren an ihrem zweiten Herzinfarkt. Seit vier Jahren leite ich eine Seniorengymnastikgruppe. Da ich immer frage, ob jemand Osteoporose habe, erfuhr ich von mehreren Frauen, die regelmäßig Leinsamen eingenommen haben und schwer an

Knochenschwund erkrankt sind. In unserem Reformhaus teilte ich der Inhaberin die Schädlichkeit des Leinsamens mit. Sie glaubte mir nicht. Auch in Zeitungen und Zeitschriften wird Leinsamen ohne Einschränkung für die Verdauung empfohlen ...«

Weichteilrheumatismus

Weichteilrheumatismus (Fibromyalgie) kommt häufiger vor als die rheumatischen Gelenkerkrankungen. Betroffen sind vor allem die »weichen Teile« des Bewegungsapparates: die Muskeln, die Sehnen und die Haut. In den meisten Fällen entstehen keine Dauerschäden, die bis zum Bewegungsverlust der Patienten führen. Es handelt sich überwiegend um eine nervliche Entzündung einzelner Muskelabschnitte, die in eine Dauerkontraktion übergehen. Nach Übersäuerung des Gewebes mit Gallensäure durch Ernährungsfehler und durch eine Vergiftung des Körpers kann auch hier eine Zerstörung durch das körpereigene Immunsystem ausgelöst werden.
Unter dem Sammelbegriff »Weichteilrheumatismus« werden mehrere Symptomenkomplexe zusammengefaßt, beispielsweise das Karpaltunnelsyndrom (Schmerzen in der Handfläche infolge chronischer Sehnenscheidenentzündung), eine schmerzhafte steife Schulter oder auch der sogenannte Tennisarm, der durch Überlastung und einseitige Beanspruchung entsteht.
Bei der Fibromyalgie können neben dem Bindegewebe auch die Knochen angegriffen werden. Die Patienten klagen über ein starkes Krankheitsgefühl und Schwäche mit Schmerzen in allen Gliedern, Schlaflosigkeit, Depressionen, Gelenkschmerzen, Juckreiz, Steifigkeit um Nacken, Schultern, Rücken, Hüften und Druckschmerzen am Schlüsselbein, am Nacken, an den Schulterblättern, an den Ellbogen,

im Sakroiliakalgelenk (Gelenk zwischen Kreuz- und Darmbein) sowie oberhalb der Knie.

Bei der Sehnenscheidenentzündung (Tendovaginitis) verspürt man im Bereich der Sehnenscheiden Schmerzen beim Bewegen. Die Sehnen des Unterarms zum Beispiel können so stark betroffen sein, daß es nicht mehr möglich ist, einen Gegenstand zu halten. Die Ursache ist meist in einer Überanstrengung des betreffenden Körperteils zu suchen.

Bei der Schleimbeutelentzündung (Bursitis) wird ebenfalls das körpereigene Gewebe infolge einer Überlastung bzw. nach bakterieller Infektion durch die Immunabwehr angegriffen. Bei der Sehnenscheiden- wie bei der Schleimbeutelentzündung übertragen sich die rheumatischen Erscheinungen mit der Zeit auch auf die betroffenen Gelenke selbst. Die Beschwerden sind ähnlich wie bei der Arthritis mit Schmerzen und Steifigkeit sowie Anlaufschmerz, Schwellung um die Gelenke der Schulter, Ellbogen, am Handgelenk, an Fingern, Hüfte, Knie, Knöcheln und den Füßen. Von der Krankheit sind vor allem ältere Menschen betroffen.

Bei der Sklerodermie werden von der Entzündung des Bindegewebes vor allem die Haut (griechisch *dérma*), die Schleimhaut der oberen Verdauungsorgane, der Lungen und der Nieren geschädigt. Die Haut wird derb, starr und immer weniger beweglich, was einhergeht mit einem Befall der inneren Organe, zum Beispiel der Blutgefäße, Gelenke, Muskeln, des Herzens und des Darms. Die meisten Patienten mit Sklerodermie haben durch Kälte ausgelöste Krämpfe der kleinen Blutgefäße in der Hand (sogenannte Leichenfinger der Raynaud-Krankheit). Die Symptome werden durch eine Vergiftung des Organismus mit chemischen Umweltschadstoffen, Lösungsmitteln und Kosmetika verursacht. Der Körper reagiert mit einer Aktivierung des Immunsystems, das Narbengewebe, die sogenannten Fibroblasten, anregt, was zu einer Überproduktion an Narbengewebe aus Kollagen führt.

»Polymyalgia rheumatica« oder »Riesenzellarteriitis« nennt man eine rheumatische Erkrankung, bei welcher das Bindegewebe der Blutgefäße innerhalb der Muskeln betroffen ist. Die Patienten sind meist über fünfzig Jahre alt. Sie klagen über Versteifung und Schulterschmerzen. In manchen Fällen verschwindet die Entzündung ohne Behandlung, zum Beispiel bei der Arteriitis temporalis. In anderen können sich die Schläfenarterien entzünden und heftige Kopfschmerzen auslösen. Die Krankheit erfaßt auch die Gelenke. Gefürchtet wird besonders die Entzündung der Augenarterien, bei der sich das Sehvermögen rapide verschlechtert (wenn dies eintritt, muß man unbedingt einen Arzt zu Rate ziehen). Neben den empfohlenen Therapiemaßnahmen bei Weichteilrheumatismus sind bei der Riesenzellarteriitis auch kalte und warme feuchte Wickel (Wasser) hilfreich.
Bei der Vaskulitis handelt es sich um eine Gefäßentzündung, ausgelöst durch Autoimmunaggression, die praktisch in jedem durchbluteten Organ einschließlich der Haut auftreten kann. In vielen Fällen werden die Symptome durch eine Übersäuerung mit Gallensäure oder durch eine Entzündung infolge der Einnahme bzw. Anwendung chemischer Medikamente verursacht.
Bei der Psoriasis-Arthritis werden sowohl die Haut und die Nägel als auch die Gelenke von dem rheumatischen Geschehen betroffen, vor allem der kleine Finger und die kleinen Zehen sowie das Sakroiliakalgelenk. Die Schmerzen bzw. Symptome treten symmetrisch auf beiden Körperhälften gleichzeitig auf. Die Psoriasis-Schuppen (Schuppenflechte) bilden sich, wenn sich die äußeren Hautzellen schneller reproduzieren als die normalen Hautzellen und abfallen. Die Schuppen können brennen, jucken und die Haut über den Gelenken aufbrechen, besonders am Ellbogen, Knie, über dem Kopf, auf dem Handrücken, auf den Sohlen und Füßen. Manchmal sind sogar Finger-, Zehennägel und die Schleimhäute an Mund und Genitalien betrof-

fen. 10 Prozent aller Psoriatriker haben eine rheumatoide Arthritis. Auch diese rheumatische Erkrankung ist Folge einer Autoaggression des körpereigenen Immunsystems, wobei zu viele weiße Blutkörperchen – die sogenannten T-Zellen – gebildet werden, die den Körper normalerweise vor Infektionen und Krankheiten schützen. In diesem Falle regen die T-Zellen die Entzündungsprozesse der Abwehr an und verursachen eine überschießende Hautzellenproduktion. Die Krankheit ist genetisch bedingt (zum Beispiel Gen HLA-B27) und verläuft in Schüben, abhängig von Klima, Streß, Aufregung, Infektionen und dem allgemeinen Zustand der Haut. In einigen Fällen wird sie auch durch entzündungshemmende Rheumaschmerzmittel ausgelöst. Die Krankheit tritt meistens zwischen dem zwanzigsten und vierzigsten Lebensjahr auf, wobei zwischen dem Ausbruch der Psoriasis und der Arthritis meistens zehn Jahre liegen. In 90 Prozent aller Fälle liegt die Ursache im Darm, ausgelöst durch eine zerstörte Mikroflora, die normalerweise den Körper vor dem Eindringen von Krankheitserregern und Giftstoffen in die Blutbahn schützt. Ist diese erste Abwehrfront zerstört, können die feindlichen Allergene ungehindert durch eine poröse Darmwand in den Körper gelangen und hier ihr Unwesen treiben.
In der Hildegard-Therapie werden für alle Formen des Weichteilrheumatismus besonders Maßnahmen zur Förderung der Durchblutung und Steigerung der Wärme an den betreffenden Stellen empfohlen (Dachsfell), da die Beschwerden meistens durch Kälte ausgelöst werden. Wesentlich ist hierbei, daß die Anwendungen konsequent durchgeführt werden und über einen längeren Zeitraum erfolgen.

Indikation Weichteilrheumatismus: Aderlaß, Dachsfell, Darmsanierung, Dinkelkost, Goldkur, Lorbeer-, Melaleuka- und Rosenöl-Olivenöl (auch zum Einölen der Haut), Maulbeerkompressen und -bäder (zum Ablösen der Hautschuppen, ferner: Pfirsichkern-Peeling-Creme von Dr. Scholl) und Wasserlinsenelixier (siehe auch den Kasten »Therapieplan bei rheumatischer Arthritis …« auf Seite 29).

Fallgeschichten

➻ Die 44jährige Patientin war 35 Jahre lang leidenschaftlich gern auf ihrem Pferd geritten, bis sie nach dem Verlust der Eltern an starken Herz-Kreislauf-Störungen (Herzvorhofflimmern, Rhythmusstörungen, Ohnmacht) erkrankte und eines Tages beim Ausreiten das Bewußtsein verlor. Nach einer Unterleibsoperation und vorzeitigem Eintritt des Klimakteriums bekam sie starkes Muskelrheuma mit Trigeminus-(Hirnnerv-)Schmerzen. Durch Rohkost verstärkten sich die Schmerzschübe. Regelmäßiges Hildegard-Fasten verbessert die Rheumaschmerzen. Nach Aderlaß, Goldkur und konsequenter Ernährungsumstellung auf Dinkelkost verschwinden die Trigeminusschmerzen, und die Rheumaschmerzen werden erträglich, ohne daß sie chemische Medikamente nehmen muß.

➻ Die 39jährige Patientin litt bereits seit ihrem neunten Lebensjahr an Gelenkrheuma. In der Zwischenzeit hatten sich, weil sie besonders häufig naßkaltem Wetter ausgesetzt war, eine chronische Polyarthritis und eine Fibromyalgie eingestellt. Nach einer Darmsanierung mit Bärwurz-Birnen-Honig, Mutaflor und Audophilus Jura sowie Aderlaß, Goldkur und Dinkelkost verbessern sich die Schmerzen, so daß keine chemischen Rheumamittel mehr eingenommen werden müssen.

Ursachen und Behandlungskonzept von Rheuma und Gicht

Der Schulmedizin sind die auslösenden Ursachen von Rheuma und Gicht letztlich ein Geheimnis. Bisher weiß man nur, daß die Selbstzerstörung des Körpers eine Folge eines überschießenden autoaggressiven Immunsystems ist. Aber warum das Abwehrsystem entgleist und wer rheumatische Arthritis bekommt und wer nicht, ist offensichtlich ein Mysterium. Wenn die auslösenden Ursachen unbekannt sind, kann es auch keine kausale Therapie geben, das heißt kein wirkliches Heilmittel. Deswegen ist und bleibt das Rheuma nach der konventionellen medizinischen Theorie eine chronische, also »unheilbare« Krankheit. Trotzdem werden gegen die Symptome chemische Medikamente eingesetzt, die die Alarmsignale ausschalten, und Chemikalien, die das Immunsystem zerstören können. Dabei kommt es zu einer noch größeren Belastung des angeschlagenen Körpers. Die Entgiftung als Ursachenbekämpfung wird sträflich vernachlässigt, ja, die Kontamination wird sogar noch verstärkt.

Das schulmedizinische Behandlungskonzept

Drei Frauen streckten mir bei einer Rheuma-Gesundheitswoche im Hildegard-Kurhaus ihre verkrüppelten Hände entgegen. Sie kamen gerade aus einer Kur in einer renommierten deutschen Rheumaklinik und waren nach allen Regeln der ärztlichen Kunst auf ihre Rheumamittel eingestellt: Basistherapie mit Cortison, Methotrexat einmal in der Woche, Rheumaschmerzmittel wie Aspirin und Voltaren. Sie waren vertraut mit Ergometrie, isometrischen Übungen und

den Anwendungen von Kälte und Wärme. Trotzdem wollten ihre Schmerzen nicht weichen, und die Gelenke verkrüppelten weiter, da sie in dieser Klinik mit einer gutbürgerlichen Kost »verwöhnt« wurden: Wurst und Käse morgens und abends, mittags ein gutes Wiener Schnitzel oder bayrische Schmankerln ... Sie mußten immer mehr Schmerzmittel nehmen, weil hinsichtlich der Ernährung keine Rücksicht auf das Rheuma genommen wurde.
Wie in den vorangegangenen Kapiteln schon angesprochen wurde, sind Rheuma und Gicht jedoch in erster Linie die Folge einer gestörten Stoffwechsellage, die vor allem durch eine falsche Ernährungs- und Lebensweise ausgelöst wird. Im Fleisch befinden sich zum Beispiel große Mengen Arachidonsäure, eine Vorstufe für das körpereigene Prostaglandin, durch das die zerstörerische Wirkung auf Bindegewebe und Knochen initiiert wird. Der Genuß von Fleisch erhöht den Prostaglandinspiegel und fördert damit das Entzündungsgeschehen. Kein Wunder, daß immer mehr Rheumamittel eingenommen werden müssen, um die Prostaglandinsynthese zu blockieren und das Entzündungsgeschehen zurückzudrängen. Ebenso überrascht es uns auch nicht, daß die Patienten die Klinik mit noch stärkeren Schmerzen als vor der Kur verließen.
Die Basistherapie bei Rheuma besteht in der konventionellen medizinischen Praxis aus der Gabe von Schmerzmitteln, Cortison und Immunsuppressiva. Man faßt Rheuma als unheilbar auf und glaubt, das einzige, was man tun könne, sei, die Symptome durch diese Medikamente zu unterdrücken. Es ist ganz klar, daß eine derartige Behandlung die auslösenden Ursachen der Krankheit nicht beseitigen kann. Ganz im Gegenteil: Durch die eingesetzten Substanzen wird die natürliche Grundregulation und Entgiftung des Bindegewebes ein für allemal blockiert und ganz und gar unmöglich gemacht. Darüber hinaus verursachen diese Medikamente – auch davon war schon die Rede – ganz erhebliche Neben-

wirkungen, zum Beispiel Magen- und Darmgeschwüre, Leber- und Nierenschäden sowie lebensbedrohliche Zerstörungen des Blutbildes und eine nicht ungefährliche Unterdrückung der Funktionen des körpereigenen Abwehrsystems. Trotz jahrzehntelanger Rheumaforschung werden heute sogar Chemotherapeutika wie das MTX (Methotrexat) eingesetzt, auf dessen Beipackzettel steht: »Unter dieser Therapie sind bereits einige Patienten gestorben.«
Die cortisonfreien und entzündungshemmenden Rheumaschmerzmittel wie Aspirin oder Diclofenac sind in der Lage, die Abwehrstoffe des Immunsystems und besonders die Prostaglandinsynthese sowie zwei Enzyme, die Cyclooxigenase und die Lipooxygenase, zu hemmen. Dabei verschwinden die Rheumaschmerzen. Doch – man kann es nicht oft genug sagen – die Schmerzen sind ein wichtiges Alarmzeichen, die uns darauf aufmerksam machen sollen, daß wir dem Vergifteten in seiner Not helfen müssen. Durch die Schmerzunterdrückung tritt eine scheinbare Besserung ein, in Wirklichkeit wird das rheumatische Geschehen aber in keiner Weise aufgehalten, sondern sogar noch forciert. Alle diese Stoffe sind nämlich ihrerseits Säuren und verstärken den Entzündungszustand. Darüber hinaus haben die Rheumaschmerzmittel schwere Nebenwirkungen, wenn sie über längere Zeit genommen werden. Sie verursachen unter anderem Kopfschmerzen, Müdigkeit, Schwindel, Seh- und Hörstörungen, blutige Schleimhautabsonderungen, Übelkeit, Durchfall und Darmbluten (Anämie) sowie schmerzhaften Stuhlgang; es treten Geschwüre in Magen und Darm auf, ebenso Funktionsstörungen der Nieren, die bis zu deren völligem Versagen führen können; und es kommt möglicherweise zu einem anaphylaktischen Schock (das ist eine plötzliche allergische Reaktion, die sich im ganzen Körper abspielt und unbehandelt dramatische Folgen haben kann).
Aus der Gruppe der sogenannten reinen Schmerzmittel steht zur Zeit das Paracetamol (Benuron) unter heftigem

Beschuß, weil durch die langfristige Einnahme dieses Medikaments die Nieren stark in Mitleidenschaft gezogen werden, was bis zum völligen Versagen dieser lebenswichtigen Organe führen kann. Oft tritt dann zu den erheblichen Gesundheitsbeeinträchtigungen durch das rheumatische Geschehen noch die Abhängigkeit vom Dialysegerät hinzu.

Des weiteren kommen in der konventionellen Rheumatherapie Corticosteroide zum Einsatz. Natürliches Cortison ist ein körpereigenes Hormon, das in der Nebenniere produziert wird. Es regelt den Stoffwechsel, den Mineralienhaushalt und das Entzündungsgeschehen. Werden synthetische Corticosteroide genommen, so wird die eigene Cortisonproduktion eingestellt und das Entzündungsgeschehen von dem zugeführten Cortison unterdrückt. In manchen Fällen sind die synthetischen Corticosteroide lebensrettend, wenn sie kurzfristig eingesetzt werden, etwa bei einem schweren Asthmaanfall oder allergischen Schock. Beim Rheumageschehen wird hier nun ebenfalls die Prostaglandinsynthese blockiert und die Entzündung sofort gehemmt. Damit ist aber die Ursache der rheumatischen Arthritis, das Eindringen von Allergenen durch die Darmwand in die Blutbahn, keineswegs beseitigt. Vielmehr ist Cortison einer der Hauptverantwortlichen für die Zerstörung der Darmflora und für die zu große Permeabilität (Durchlässigkeit) des Darms. Cortison ist daher kein Heilmittel, sondern bringt nur eine vorübergehende Schmerz- und Bewegungsfreiheit, aber für einen hohen Preis. Man muß mit der Einnahme dieses Mittels nämlich erhebliche Nebenwirkungen in Kauf nehmen: Nach drei bis vier Wochen Behandlungsdauer nimmt das Gewicht infolge einer erheblichen Appetitsteigerung zu; im Gewebe lagert sich Wasser an und schwemmt es auf (Vollmondgesicht); es kommt zu einer erhöhten Infektanfälligkeit aufgrund der Unterdrückung des Immungeschehens; wegen der Störung des Zuckerstoffwechsels kann eine Diabetes-Krankheit ausgelöst werden; Kalk wird aus den Knochen abgebaut, und es kommt zu Knochenschwund bzw. Osteoporose; weitere Nebenwirkungen sind Magengeschwüre, erhöhter Blutdruck, Sehstörungen (bis hin zum Grauen Star).

Auch die übrigen Basismedikamente, die das Immunsystem unterdrücken, heilen den Patienten nicht wirklich von seiner Krankheit, führen aber zu einer gewissen Remission, das heißt vorübergehenden Beschwerdefreiheit. Zu ihnen gehören vor allem Methotrexat (MTX) aus der Chemotherapie, Sulfasalazin – ein Antibiotikum –, wasserlösliches Goldsalz, Chloroquin (Resochin), das auch bei der Malariatherapie eingesetzt wird, Cyclosporin und Penicillamin. Die Schäden, die durch Nebenwirkungen verursacht werden, sind beträchtlich: Durch MTX kommt es zum Beispiel zu Haarausfall, Osteoporose, Erbrechen und Übelkeit, Darmbluten, Zerstörung der Mund-, Magen- und Darmschleimhaut, Leberschäden, Unfruchtbarkeit, Vaskulitis, Nierenschäden und Infektanfälligkeit. Oben wurde schon gesagt, daß einige Patienten die Therapie mit diesem Mittel laut Beipackzettel bereits mit ihrem Leben bezahlt haben. Im Unterschied zur hildegardischen Goldtherapie, bei der metallisches Gold mit einem Keks eingenommen wird, das sich durch nichts im Darm auflösen kann, tritt das wasserlösliche Goldsalz in den Organismus, um hier fürchterliche Schäden anzurichten: zum Beispiel Enzephalitis (Gehirnentzündung), krankhaften Haarausfall, Hornhautgeschwüre, Leberschäden, Magen-Darm-Schleimhautentzündungen und Nierenversagen.

Das Behandlungskonzept der hl. Hildegard

In der Hildegard-Heilkunde hingegen werden nicht nur die »äußerlichen« Symptome, sondern vor allem auch die auslösenden Ursachen der Krankheiten berücksichtigt. Die rheumatische Arthritis ist nämlich nicht lediglich eine Erkrankung der Gelenke, es handelt sich vielmehr um eine erhebliche Störung des Immunsystems, das von vielen Faktoren beeinflußt wird. Der Mensch wird bei dem krankhaften Geschehen in seiner ganzen Existenz erfaßt: mit seinen geistig-spirituellen sowie seelischen Sorgen und Nöten, seinen körperlichen Beschwerden, aber auch mit seinem Verhältnis zu seiner Umgebung und zur Natur. Solange alle diese Faktoren bei der Rheumatherapie unberücksichtigt bleiben, bleibt auch das Rheuma eine chronische, das heißt unheilbare Krankheit. In der Hildegard-Heilkunde werden Rheuma und Gicht deswegen ganzheitlich behandelt, wobei die göttlich-spirituelle Dimension, die kosmische Ebene sowie die seelischen und körperlichen Einflüsse ihre gebührende Beachtung erfahren.

Betrachtet man die verschiedenen Ursachen und Folgen der Krankheiten in der Gesamtschau, dann kann man hinter der Hildegard-Heilkunde ein Gesundheitsprogramm erkennen, das sich verkürzt in »sechs goldenen Lebensregeln« zusammenfassen läßt. Danach sind Rheuma und Gicht normalerweise kein »schicksalhafter Absturz«, sondern die Folge einer ungesunden Lebens- und Ernährungsweise. Der Patient muß durch eine richtige Kost und eine gesunde Lebensweise selbst die Verantwortung für sein Wohlergehen übernehmen und jeden Tag aufs neue sein Schicksal mitbestimmen. Dabei stehen ihm die Möglichkeiten ebender »sechs goldenen Lebensregeln« zur Seite:

1. Er soll die Heilmittel aus der Schöpfung nutzen und
2. die Heilkräfte aus den geeigneten Lebensmitteln einsetzen.
3. *Ora et labora,* das heißt, »Bete und arbeite«: Die Zeiten für Gebet und Meditation bzw. Entspannung sollen in einem ausgewogenen Verhältnis zu denen für Leistung und Arbeit stehen.
4. Schlafen und Wachen müssen ebenfalls in einem ausgewogenen Verhältnis zueinander stehen.

5. Es muß eine Reinigung des Körpers von Umweltgiften, Schlackenstoffen und schlechten Säften (Virustoxinen) durch Aderlaß, Schröpfen, Moxibustion und Physiotherapie erfolgen,
6. ebenso eine Reinigung der Seele von negativen Gefühlen, Problemen und Konflikten mit Unterstützung der seelischen Heilkräfte des Hildegard-Fastens.

Göttlich-spirituelle Kräfte, kosmische Einflüsse und Säftelehre

Was heilt, liegt im Menschen verborgen. Kein Mensch kann heilen, kein Arzt und keine Ärztin auf dieser Welt haben jemals eine Heilung zustande gebracht. Was heilt, liegt in der tiefsten Natur jedes Menschen verborgen. In der Hildegard-Heilkunde ist das Eingreifen Gottes in den Heilungsprozeß eine erwünschte Notwendigkeit; das heißt, die Begegnung des Patienten mit seinem göttlichen Zentrum ist eine unabdingbare Voraussetzung für einen ganzheitlichen Heilungsprozeß, denn das heilende Prinzip im Menschen ist Gott selbst: »Ich bin der große Arzt für alles Siechtum und handle wie ein Arzt, wenn er den heilsbegierigen Kranken sieht. Ist die Krankheit leicht, so hilft Er ihm schnell. Zu einem Schwerkranken aber spricht Er: ›Gold und Silber fordere ich. Nur um diesen Preis werde ich dich gesund machen.‹ So tue auch ich, o Mensch. Kleinere Sünden wasche ich ab, wenn der Mensch in Seufzen und Tränen und gutem Willen sich zu mir kehrt. Für schwere Schulden aber verlange ich: Tue Buße, o Mensch, und bessere deine Sitten, so werde ich dir Barmherzigkeit erzeigen und dir das ewige Leben schenken.«
Der Mensch ist schicksalhaft mit dem Universum verbunden und steht mit diesen Kräften Tag und Nacht untrennbar in Zusammenhang. Das rheumatische Geschehen zeigt, wie

weit sich der Mensch aus dieser kosmischen Ordnung wegbewegt hat.

Zahlreiche Stellen in Hildegards Werken belegen die zentrale Stellung des Menschen im Kosmos und die Kräfte, die seine Gesundheit erhalten. Dazu gehören die vier Lebenselemente: natürliche Energie, frische Luft, reines Wasser und saubere Erde. Die Elemente sind bei Hildegard der Schlüssel für das Verständnis der gesamten Heilkunde. Prinzipiell steht die vier für die vier Bausteine des Universums, also auch für die Funktionsweise und den Bau des Menschen: für die Vier-Säfte-Lehre und die daraus abgeleiteten vier Temperamente und ihre charakteristischen vier Frauen- und Männertypen. Die vier Elemente entscheiden über den Säftehaushalt des Menschen, über Gesundheit und Krankheit. Keiner existiert ohne dieses kosmische Prinzip. Alles wirkt zusammen in dieser Ordnung, im Gleichgewicht und in der Harmonie, und so wird der Mensch gesund und bleibt am Leben.

Aus diesen vier unterschiedlichen Elementen entstehen vier Arten von Säften *(phlegmata),* aus denen Hildegard eine Humoralpathologie entwickelte, die sich allerdings von derjenigen des Hippokrates unterscheidet. Bei den Krankheiten, die wir heute dem rheumatischen Formenkreis zuordnen, handelt es sich gemäß Hildegard um eine Stoffwechselstörung des Bindegewebes als Folge einer schlechten Mischung der Säfte (Dyskrasie): »Von der verschiedenen Beschaffenheit des Phlegmas: Aus der Wärme des Feuers wird ein trockenes, aus der Feuchtigkeit der Luft ein feuchtes, aus dem wässerigen Blut ein schaumiges und aus dem erdhaften Fleisch ein lauwarmes Phlegma ausgezogen und ausgeschieden. Entwickelt sich eines von ihnen übermäßig im Menschen, wird es von dem anderen nicht in Schranken gehalten und gemäßigt, so richtet es den Menschen zugrunde und schwächt ihn. Bewahrt dagegen ein jedes Phlegma richtig sein Maß, so daß es derart durch das andere temperiert

wird, daß es gezwungen wird, sein rechtes Maß innezuhalten, dann macht und erhält es den Menschen gesund. Denn wenn eines die Überhand im Regiment besitzt, unterliegt ihm das andere in Knechtschaft, und die beiden anderen folgen dann zögernd und langsam nach, und so befindet sich der Mensch körperlich in Ruhe.«
Die vier Eiweißfaktoren oder Säfte werden also folgendermaßen von den kosmischen Kräften beeinflußt:

- Eiweißfaktor A aus Knochenmark, Nebenniere, Hormondrüsen durch das Feuer *(trockenes Phlegma aus der Wärme des Feuers),*
- Eiweißfaktor B aus der Atmung durch die Luft *(feuchtes Phlegma [Schleim] aus der Feuchtigkeit der Luft),*
- Eiweißfaktor C aus dem Stoffwechsel und Herz/Kreislauf durch das Wasser *(schaumiges Phlegma [Schaum] aus dem wäßrigen Blut),*
- Eiweißfaktor D aus dem Knochenstoffwechsel und Bindegewebe (Lymphe) durch die Erde *(lauwarmes Phlegma aus dem erdhaften Fleisch).*

»Von den Säften: Vier Säfte gibt es. Die beiden wichtigsten von ihnen werden Phlegma genannt, die beiden anderen heißen Schleim. Ein jeder besonders hervorragender Saft ist dem nächstfolgenden um ein Viertel und um die Hälfte des dritten Teiles überlegen, und der schwächere von beiden wirkt mildernd auf zwei Teile und den Rest des dritten Teils ein, damit er seine Grenze nicht überschreitet. Denn, welcher der oberste Saft ist, der beherrscht auf diese Weise den zweiten, und diese beiden führen den Namen: Phlegma. Der zweite Saft beherrscht den dritten und der dritte den vierten. Diese beiden, also der dritte und der vierte Saft, heißen: Schleim. Die an Wirkung stärkeren Säfte überholen mit ihrem Mengenverhältnis die schwächeren, und die schwächeren wirken durch ihren niedrigen Gehalt mildernd auf deren Übermaß ein. Trifft dieses Verhältnis bei einem Menschen

zu, so befindet er sich im Ruhezustand. Sobald aber irgendein Saft über seine Grenzen hinausgeht, ist der Mensch gefährdet. Hat aber einer von den erwähnten Schleimen ordnungswidrig sein Maß überschritten, so fehlen ihm die genügenden Kräfte, der über ihn hervorragenden Säfte Herr zu werden, es sei denn, daß er entweder von dem nachfolgenden Schleim, wenn er diesem vorangeht, angetrieben wird oder, falls er der nachfolgende ist, von dem vorangehenden Hilfe erhält. Wenn bei einem Menschen ein derartiger Schleim über sein Maß im Überfluß sich ausgebreitet hat, können die übrigen Säfte in ihm nicht in Frieden bleiben, es sei denn bei jenen Menschen, auf die sich die Gnade Gottes ergossen hat, entweder als Stärke wie bei Simson oder als Weisheit wie bei Salomo oder als Wahrsagung bei Jeremias oder auf einige Heiden, wie Plato war, und ihm ähnliche. Wo die anderen, vorher erwähnten Menschen irren, da werden diese durch die Gnade Gottes in der Rechtschaffenheit die stärksten sein, weil ihnen die Gnade Gottes erlaubt, daß sie zeitweilig einer gewissen Veränderlichkeit unterliegen, der Art, daß sie eine Zeitlang krank und eine Zeitlang gesund, einmal furchtsam und ein andermal starkherzig, einmal traurig und dann wieder froh gestimmt sind.
Dies stellt Gott bei ihnen so wieder her, daß Er, wenn sie krank sind, Er sie gesund macht, haben sie Angst, Er ihnen Mut verleiht, und wenn sie traurig sind, Er sie froh macht.«
Aus ihrer Säftelehre entwickelte Hildegard die Anlage zu 24 Krankheiten bzw. Geistes- und Gemütszuständen:

1. manische Depression *(tristitia)*
2. Gehirnwut *(frenesie)*
3. Klugheit *(prudentia)*
4. Paralyse *(contractis)*
5. Dummheit *(stultis)*
6. Rheuma *(paralysis)*
7. Sinnlosigkeit *(amentia)*
8. guter Charakter *(bonis moribus)*

9. kranker Geist *(insania)*
10. Verzweiflung *(desperatione)*
11. Furchtsamkeit *(timidis)*
12. Stummheit *(mutis)*
13. Redlichkeit *(bonitate)*
14. Krebskrankheit *(cancronis)*
15. Gicht *(podagra)*
16. Neigung zum Selbstmord *(interficiunt)*
17. Harnsäuregicht *(gutta)*
18. Unbeständigkeit *(instabilitas)*
19. Jähzorn *(iracundis)*
20. Ohnmacht *(syncope)*
21. Unbeständigkeit *(instabilitate)*
22. Besessenheit *(obsessis)*
23. ewige Unzufriedenheit, Pessimismus *(severitatae)*
24. Wahnsinn *(frenesie)*

Der Nummer vier dieser Liste ordnete Hildegard beispielsweise eine Stoffwechselstörung zu, die für die sogenannten *contractis* verantwortlich ist. Es handelt sich hierbei um das Erscheinungsbild der Bechterewschen Krankheit (siehe weiter oben). Sie beschrieb das Zusammenwirken der Säfte folgendermaßen: »Von den ›contractis‹: Wenn Schaum und Lauwarmes, die dann den Schleim des Feuchten und Trokkenen bilden, übermäßig sich entwickelt haben, so daß der Schaum in die Höhe steigt und einen heißen, wässerigen Rauch bildet und das Lauwarme sich in Tropfen ergießt, dann beugen sie, durch solchen Widerstreit einen Sturm hervorrufend, den Nacken des Menschen, krümmen seinen Rücken und machen ihn völlig zusammengezogen *(totum contractum)*, bis er von diesem Leiden erlöst wird. Er kann aber lange so leben.«
In der nächsten Beschreibung erkennen wir die rheumatische Sklerodermie, die wir schon in dem Kapitel über Weichteilrheumatismus erwähnt haben. In der bildreichen

Sprache kommen dabei die Leiden der Betroffenen deutlich zum Ausdruck: »Wenn das Feuchte und das Lauwarme, die beide dann den Schleim des Trockenen und des Schaumes bilden, wie ein gefahrbringender Sturmwind über ihr Maß hinausgesprüht sind, werden sie gewissermaßen in eine Allgemeinbewegung der Winde umgewandelt und bringen einen gefährlich klingenden Ton hervor, wie den Ton des Donners *(comotio)*. Dieser Ton tönt bis in die Gefäße, das Mark und in die Schläfen eines solchen Menschen. Wer darunter zu leiden hat, wird gelähmt und verliert jegliche Kraft über den ganzen Körper, und dies so lange, bis die beiden genannten Schleime sich verzogen haben und zu ihrem richtigen Wege wieder zurückgekehrt sind. Er kann aber, wenn Gott es erlaubt hat, lange leben.« (CC 52,32, De paralysi)
Auch an der Entstehung von Gichtsymptomen ist die »Säfteverdrehung« beteiligt: »Von der Gicht: Menschen, die weiches, mit viel Poren durchsetztes Fleisch haben und übermäßigem Genuß von schwerem Wein sehr ergeben sind, werden häufig von der Seuche heimgesucht, welche ›der Tropfen‹ genannt wird. Bei Leuten mit weichem Fleisch fallen nämlich infolge des unmäßigen Trinkens schlechte Säfte, die in ihnen sind, plötzlich in irgendeines ihrer Glieder und zerstören es wie Brandpfeile oder große, unvorhergesehene Überschwemmungen, die zuweilen die Mühlen und andere Baulichkeiten in ihrer nächsten Nähe zerstören. Ebenso würden diese Säfte die Glieder, auf die sie herabtröpfeln, zerstören, wenn es nicht die göttliche Gnade und der Lebensgeist, der im Menschen ist, verhinderten. Indessen zerstören sie doch manches Glied und machen auch einige ganz unbrauchbar, wie wenn sie tot wären.«

Heilkräfte aus dem seelischen Bereich

Hildegard beschrieb in ihrem Buch *Liber Vitae Meritorum* 35 seelische Risikofaktoren (»Laster«), die Krankheiten verursachen können (siehe Seite 203f.). Doch glücklicherweise sind mit diesen Risikofaktoren auch 35 seelische Heilkräfte (»Tugenden«) verbunden, um Schwächezustände zu überwinden.

Dem Rheuma- und Gichtgeschehen ist vor langer Zeit eine seelische Schwäche vorausgegangen. Verantwortlich kann ein Lebensstil sein, der durch Streß, Ungeduld, Wut, Zorn oder Tobsuchtsausbrüche gekennzeichnet ist. In der Leber wird laut Hildegard dann »Schwarzgalle« freigesetzt (eine Mischung aus Gallensäure und Gallenfarbstoff), der das Blut und damit den ganzen Körper übersäuert. Es treten massive Durchblutungsstörungen ein, weil die roten Blutkörperchen durch die Verschiebung des pH-Werts in den sauren Bereich hart und steif werden und keinen Sauerstoff mehr an das Gewebe abgeben können. Das Gewebe erhält keinen Sauerstoff und keine Nährstoffe mehr. Die Zellatmung ist blockiert, im schlimmsten Fall kommt es nach einer starken Entzündung zum Gewebstod bzw. zum Schlaganfall oder Herzinfarkt. Beim Rheuma treten im ganzen Körper Entzündungen an Bindegewebe und Gelenkhäuten auf.

Will er den Teufelskreis durchbrechen, muß der Patient sich dieser Zusammenhänge bewußt werden und die Risikofaktoren in seinem Leben durch die seelischen Heilkräfte ersetzen. Dieser Wandlungsprozeß wird in 28 von 35 Konflikten durch das Hildegard-Fasten unterstützt.

Um die seelischen Ursachen für die Entstehung körperlicher Krankheiten zu illustrieren und gleichzeitig die »psychischen Heilmittel« aufzuzeigen, entwarf Hildegard in ihrer »psychosomatischen« Schrift ein Streitgespräch des Laster-Tugenden-Gegensatzpaars Zorn *(ira)* Geduld *(patientia)*. Das Wort »Patient« kommt von diesem lateinischen Begriff, der »Erleiden, Erdulden«, aber eben auch »Geduld, Nachsicht, Nachgiebigkeit« bedeutet. Der Rheumapatient muß die nötige Geduld aufbringen und abwarten, bis sein Körper durch die entsprechenden Maßnahmen wieder gereinigt ist und die inneren Selbstheilungskräfte wirksam werden. Wenn das Krankheitsbild nicht schon zu weit fortgeschritten ist, dauert es etwa achtzig Tage, bis der angenagte Knorpel, die Sehnen und die Bänder sich wieder regenerieren.

Der Zorn hat einen Mund wie ein Skorpion sowie verkrüppelte Hände und Füße. Der Rumpf gleicht dem eines Krebses. Mit Armen und Beinen hält er sich an den Speichen eines Mühlrades fest. Er ist kalt und nackt, und Feuer schießt aus seinem Mund: »Ich vernichte und zerschmettere alles, was sich mir in den Weg stellt. Sollte ich etwa Unrecht ertragen? Wenn einer seine Ruhe haben will, dann gehe er mir lieber aus dem Wege. Denn ich schlage mit dem Schwert drein und schlage alles mit dem Knüppel kurz und klein, wenn einer mir ein Unrecht tut.«

Ihm antwortet die Geduld: »Ich bringe das heilende Balsamöl hervor. Du aber tobst mit Betrug, Gaunerei und Niederträchtigkeit. Du trinkst Blut und bist wie ein unheilbringender Nordwind. Ich aber bin für alle die süße Lebenskraft. Ich lasse die Blüten und Früchte aller Tugenden wachsen und errichte im Geist und Herzen des Menschen eine starke Festung. Was ich anfange, das bringe ich auch zu Ende. Und ich setze beharrlich fort, was ich beginne, und vernichte niemanden. So lebe ich mit jedermann in Frieden und in Ruhe, und niemand verachtet mich. Wenn du jedoch einen Turm bauen willst, werde ich ihn mit einem Wort zerstören und genauso deine Waffen. Und so verschwindest du. Ich aber bleibe bis in Ewigkeit.«

Hildegard beschrieb in ihrem visionären Krankheitsbild die Folgen des vom Zorn ausgelösten Selbstzerstörungsprozesses, den wir heute »Rheuma« nennen: »Und ich sah die turbulente Luft wie Feuer gurgeln, und unter ihr ein breiter

schwarzer See voll von Mist, in dem sich Würmer ununterbrochen tummelten. Die Würmer hatten nur ein Auge und wühlten mit ihren Schwänzen im fauligen Schlamm. Die Seelen derjenigen, die zu ihren Lebzeiten in Zorn und Haß leben und nicht davon ablassen wollen, wurden von diesen Würmern in diesem Morast gequält und gleichzeitig vom Feuer dieser Lüfte versenkt und verbrannt. Gleichzeitig wurden sie vom Schmutz dieser Würmer unablässig geplagt, weil sie in sich den Zorn mit seinem hartnäckigen Haß hatten. Den Mist mußten sie wegen ihres Zornes und die Würmer wegen ihres Hasses erdulden. Darüber hinaus mußten sie das Feuer der beschriebenen Lüfte aushalten, weil sie noch den Zorn mit Wutausbrüchen vervollständigten.«
In diesem visionären Krankheitsbild ist der zerstörende selbstmörderische Rheumaprozeß zu erkennen. Das Feuer symbolisiert hier den Schmerz- und Entzündungszustand.
Hildegard sieht im strengen Fasten die beste Möglichkeit, aus diesem Zerstörungszustand des Zorns wieder auszusteigen und mit Geduld einen Heilungszustand anzustreben: »Diejenigen, die Zorn und Haß zu ihrer Gewohnheit gemacht haben, sollen sich, falls sie die bösen Geister des Zornes loswerden wollen, die Strafen fliehen und mit einem Bußgewand und einer Geißelrute ihren Körper zügeln und sich einem strengen Fasten unterziehen.«
Die grundlegende Sinneswandlung von einer zornigen Haltung zur steten Bereitschaft zur Geduld ist damals wie heute ein wichtiges Element im Heilungsprozeß, wenn auch die moderne psychosomatische Terminologie andere Begriffe für diese Gemütszustände benutzt. Wir praktizieren das einwöchige Hildegard-Fasten und nehmen die Edelkastanien-Sauna als therapeutische Maßnahme, um die Rheumagiftstoffe über die Haut wegzuschwitzen.

Die körperlichen Ursachen

Hildegard beschrieb bereits vor 850 Jahren das gesamte Krankheitsgeschehen und die Entstehung der rheumatischen Arthritis als Folge einer gestörten Darmfunktion. Wie bereits erwähnt wurde, beginnt die Selbstzerstörung des Körpers auch nach neuesten wissenschaftlichen Erkenntnissen durch das Eindringen von Bakterien, Viren, Pilzen, Darmparasitengiftstoffen, aber auch Eiweißkörpern aus den Lebensmitteln. Durch eine zerstörte Darmschleimhaut gelangen diese Substanzen in die Blutbahn. Die gesamte humorale und zelluläre Abwehr stürzt sich auf die Eindringlinge, um sie zu zerstören. Die Abwehr bedient sich dabei hormonähnlicher Eiweißfaktoren, der sogenannten Cytokine und Leukotriene, die von den Makrophagen produziert werden. Dazu gehört auch ein sogenannter Tumor-Nekrose-Faktor (TNF), der normalerweise entartete Tumorzellen und Viren auflösen kann. Beim Kontakt mit Fremdstoffen, die man auch Allergene nennt, wird der TNF derartig aggressiv, daß er den anaphylaktischen Schock (allergischer Anfall) und sogar den Tod auslösen kann. Strömen nun bei der Passage durch eine entzündete Darmschleimhaut ungehindert und ununterbrochen neue Fremdstoffe, ja sogar Darmbakterien in die Blutbahn, wird das Abwehrsystem dermaßen gereizt, daß es mit voller Kraft TNF, Cytokine, freie Sauerstoffradikale und Leukotrienen freisetzt, die nun ihrerseits eine sogenannte Autoaggression auslösen und dabei das Bindegewebe, vor allen Dingen aber die gelenkumhüllende Haut (Synovialis) angreifen, entzünden und zerstören. Wird diesem Selbstmordkommando nicht Einhalt geboten, indem man zum Beispiel den Darm wieder abdichtet und die Darmflora saniert, so nimmt die rheumatoide Arthritis ihren vielfach tragisch endenden Verlauf.

Interessanterweise beschrieb auch Hildegard, wie die Eiweißstoffe vom Herzen, der Leber, der Lunge, dem Magen, den Eingeweiden zusammen mit der Schwarzgalle einen ganz scharfen Stoff bilden, der durch Mikroblutungen in der Darmwand ins Blut gelangt, um hier eine Autoaggression auszulösen. Zu diesen Autoaggressionskrankheiten gehören unter anderen die rheumatische Arthritis, die multiple Sklerose und Diabetes sowie alle anderen chronischen Entzündungen der Magen- und Darmschleimhaut wie Gastritis, Colitis und Morbus Crohn. Die gleichen Eindringlinge können aber auch als sogenannte Onkogene, das heißt krebsauslösende Eiweißverbindungen, in den Zellkern gelangen, das genetische Erbmaterial schädigen und den Körper zwingen, Krebszellen zu bilden. In diesem Falle ist die körperliche Abwehrkraft darin gescheitert, die krebsauslösenden Eindringlinge rechtzeitig zu vernichten.

Es kann also über ein und denselben Mechanismus entweder Rheuma oder Krebs ausgelöst werden: »Solche Menschen, die entweder zu fett oder zu mager sind, besitzen oft einen Überfluß an schlechten Säften, weil sie in sich nicht die richtige Beschaffenheit und das mittlere Verhältnis der Säfte haben. So erheben sich denn zuweilen schlechte Säfte vom Herzen, der Leber, der Lunge, dem Magen und den Eingeweiden aus, gelangen zur Schwarzgalle, lassen diese aufdampfen und im Menschen einen ganz schlimmen Schleim entstehen. Es ist etwa so, wie zuweilen bei einem stehenden, nicht fließenden Gewässer fauliger Schlamm das Ufer überwuchert und überschwemmt. Dieser Schleim gelangt nun entweder (durch Mikroblutungen) durch Magen oder die Eingeweide an irgendeine Stelle zwischen Haut und Fleisch (Bindegewebe), bleibt dort haften und quält den Menschen mit vielem Ungemach, als bisse er und fräße er ihn auf. Er hat aber nicht den Lebensgeist, der nötig ist, den Menschen anzubeißen, sondern nur eine Art von herber Bitterkeit (Entzündung) ... in einzelnen Fällen streckt er sich und zieht sich wieder in die Länge, wie ein Eidotter, und liefert manchmal eine Art von Schaum, der sich durch den

ganzen Körper hin verbreitet und dem Menschen Schmerzen macht ... Wenn dieser Schaum einmal den Magen durchdringt, läßt er eine Art von Würmchen hervorsprudeln und verursacht im Fleisch das Wachstum einer Art sehr bösartiger, dünnleibiger Läuse *(pediculi)* ... Bleiben dann solche Würmchen zurück und verlassen ihn nicht wieder, so schaden sie ihm sehr.«
Im Prinzip wird also von der hl. Hildegard wie von der modernen Forschung wieder einmal die alte Volksweisheit bestätigt, die besagt: »Der Tod sitzt im Darm.«

Eine falsche Ernährungs- und Lebensweise

Rheuma und Gicht sind Erkrankungen des Bindegewebes. Das Binde- oder auch Zwischengewebe entsteht bei der Entwicklung des Menschen aus dem Mesoderm oder mittleren Keimblatt (im Unterschied zu den Organen, die aus dem inneren Keimblatt [Entoderm] entstehen, und dem Sinnes- und Nervensystem aus dem äußeren Keimblatt, dem sogenannten Ektoderm). Dieses weiche Bindegewebe oder auch Grundgewebe ist im Körper überall vorhanden und verbindet die Knorpel und Knochen, die Organe und die Muskeln miteinander. Zusätzlich fließt durch dieses Gewebe ohne eigentliche Gefäße die Lymphflüssigkeit, um den Körper mit Nährstoffen zu versorgen und Gift- und Schlackenstoffe wieder herauszutransportieren. Die intakte regulierende Funktion dieses Bindegewebes ist eine Voraussetzung für die Gesundheit des Menschen. Beim Rheumakranken ist diese natürliche Regulation des Bindegewebes durch Gift- und Schlackenstoffe zusätzlich belastet und durch die Ausschüttung von Gallensäure, etwa bei Wut- und Tobsuchtsanfällen, übersäuert. Die ständige Übersäuerung des Bindegewebes führt zur rheumatischen Entzündung und schließlich zur Zerstörung von Knochen, Knorpel und Gelenken.

Daher gehören zu jeder Rheumabehandlung auch eine Reinigung des Bindegewebes durch die sogenannten Purgiermittel und die Ausleitungsverfahren wie Aderlaß, Schröpfen, Moxibustion und das Schwitzen in der Sauna.
Hildegard schrieb dazu: »Der kalte und feuchte Unrat aus den Säften wird in den ausführenden Wegen der Nase und der Kehle angesammelt, weil das Gehirn ihn nicht ertragen kann, sondern ihn durch die natürliche Reinigung des Menschen auswirft und durch einen Luftstoß wieder herausbefördert. Würde auf irgendeine Weise bei einem Menschen diese natürliche Reinigung verhindert, so würde er von Sinnen kommen und vertrocknen, weil hierdurch sein Magen vernichtet und sein Gehirn verfaulen würde ... Denn diejenigen, welche einen Überfluß an Giftstoffen besitzen und dieses Gift nicht ausscheiden, belasten sich mit krankem und schwachem Fleisch, sind deshalb nicht gesund und können nicht gesund werden. Die aber ein Übermaß an Giftstoffen haben, sind, wenn sie das Gift ausscheiden, ziemlich mager und körperlich gesund, weil sie die Schlackenstoffe ausscheiden. Die aber das Gift nicht ausscheiden und davon krank werden, sollen Reinigungsmittel (Purgiermittel) einsetzen, um sich damit zu reinigen.«
Darüber hinaus sah Hildegard die Ursachen des Rheumas im maßlosen Essen und Trinken sowie einer – wie wir heute sagen würden – stressigen Lebensweise mit zuviel Ungeduld, Angst und Zorn, die das Entzündungsgeschehen geradezu noch anfeuern: »Die aber leichtbewegliche Säfte in sich haben, das heißt solche, die keine Stetigkeit ihres richtigen Verhaltens weder in Wärme noch in Kälte, noch Feuchtigkeit bewahren, sondern in den Körpern der Menschen nach Art der unbeständigen Luft hin und her geworfen werden wie manche Flüsse und Wasserwellen, die viel Land verwüsten, und wie Eis, das nicht ordentlich gefroren ist, sondern noch brüchig, werden von der Lähmung, das heißt der Gicht, durch solcherlei Säfte geplagt. Haben sie

einmal ein hitziges Fieber gehabt und sollte durch Gottes Gnade ihr Leben verlängert werden, dann werden sie, ehe sie unter Schmerzen schwitzen, oft in ihren Beschwerden bis zum zwanzigsten oder dreißigsten oder einem noch späteren Tage daliegen, weil sie auch vorher schon oft hinfällig und schwach waren. Wenn nämlich ein Mensch an allerlei Mühsal und Angst und den Folgen von vielerlei Speisen und Getränken leidet, so daß sich durch ungeeignete Speisen und Getränke verschiedene und verkehrte Säfte und Schleime ansammeln, dann kommt die erschütterte und ermüdete Seele, von Widerwärtigkeiten geplagt, zum Erliegen und stellt ihre Lebendigkeit zu einem gewissen Grad ein.«

Die Hildegard-Heilmittel aus der Schöpfung

Da Rheuma und Gicht keine auf bestimmte Körperteile begrenzten krankhaften Veränderungen sind, die man losgelöst vom übrigen Körper und vom Geist sowie der Seele des Menschen erfolgreich behandeln kann, muß bei der Therapie in erster Linie der gesamte Organismus entgiftet, entschlackt und regeneriert werden. Das erfordert sowohl vom Patienten als auch vom Behandler Sorgfalt, Ausdauer und Geduld sowie auf Dauer den Verzicht auf alle synthetischen Arzneimittel, die der Heilung im Wege stehen. In diesem Sinne wurde auch die folgende Zusammenstellung von hildegardischen Heilmitteln ausgewählt, die gemeinsam mit einer bewußten Lebensführung den Weg hin zu einer Genesung des Menschen an Leib, Seele und Geist ebnen. (Bezugsquellen für Fertigpräparate finden Sie im Anhang.)

Die Basismittel für Rheuma

Wasserlinsen Elixir Bio

Indikation: der gesamte rheumatische Formenkreis, Abwehrschwäche und Autoaggression und Bauchkrämpfe.

Zur Reinigung des Bindegewebes und zur Entfernung »schlechter Säfte« steht uns mit dem Wasserlinsenelixier ein wichtiges Universalheilmittel zur Verfügung, das sich zur Beseitigung der rheumatischen Entzündung bereits an Tausenden von Patienten erfolgreich bewährt hat. Besonders erfreulich ist die rasche Schmerzlinderung schon innerhalb weniger Tage. Das Wasserlinsenelixir versetzt den Körper in die Lage, das Abwehrsystem zu modulieren; das heißt, die überschießende, zur Entzündung führende Abwehrkraft wird gedämpft, die zu schwache Abwehrkraft hingegen, die zu Krebs führen kann, wird angeregt.

◆ *Herstellung nach Hildegard:* »Ein Mensch, den die Kolik plagt, soll etwas Ingwer und eine große Portion Zimt nehmen und pulverisieren. Dann nehme er Salbei, weniger wie von dem Ingwer, mehr Fenchel wie von der Salbei, Rainfarn weniger wie von der Salbei, verreibe es in einem Mörser, daß der Saft herauskommt, und seihe diesen durch ein Tuch. Darauf soll er Honig kurze Zeit mit Wein kochen und diesem etwas weißen Pfeffer zusetzen oder, wenn er den nicht hat, etwas Pfennigkraut und das vorher angegebene Pulver sowie den ebenfalls angegebenen Saft hineintun. Weiter nehme er Wasserlinsen, zweimal soviel Tormentillwurzel wie Wasserlinsen, ebensoviel Senf, der auf dem Felde wächst, wie die Tormentillwurzel wiegt, und von dem Kraut, an dem die ganz kleinen Kletten wachsen, weniger wie von den Wasserlinsen, zerreibe dies in einem Mörser zu Brei, fülle das Zerriebene in ein Säckchen und gieße den ... mit dem Pulver gemischten Honigwein darüber, indem er eine Art Lautertrank daraus macht. Wer aber an dem genannten Schmerz leidet, soll soviel von diesem Trank nüchtern trinken, wie er auf einen Schluck nehmen kann, ebenso auch zur Nacht, wenn er sich zu Bett legt, und dies tun, bis er geheilt wird. Die Kolik entsteht nämlich aus warmen und kalten, schlechten Säften, jedoch stammt sie mehr von den kalten wie von den warmen Säften. Kommt nun die Wärme des Zimts, des Salbeis, des Fenchels, des Rainfarns, des Honigs, des Weines, des weißen Pfeffers oder die des Pfennigkrautes, des Ackersenfs und der Klette im richtigen Verhältnis mit der Kälte der Wasserlinsen und der Kälte der Tormentillwurzel zusammen, dann lassen sie die unrichtig warmen und unrichtig kalten Säfte, von denen die Kolik herkommt, abnehmen ...«

◆ *Rezept: Wasserlinsen Elixir Bio*
5 g Ingwerwurzel
25 g Zimtrinde
3 g Salbeiblätter
4 g Fenchelsamen
2 g Rainfarnkraut ohne Blüten*
6 g weißer Pfeffer
40 g Blutwurzkraut
40 g Ackersenf
15 g Labkraut
20 g Wasserlinsen
50 g Honig
1 l Weißwein
Täglich ein Likörglas (20 ml) dieser Mischung vor dem Frühstück und ein weiteres Likörglas vor dem Schlafengehen einnehmen.

*) 10 Trpf. Rainfarn Urtinktur pro 500 ml hinzufügen!

Die pharmakologische Wirksamkeit dieser Kombination als Heilmittel bei Rheuma beruht auf den Wirkstoffen, die in den verschiedenen (kurz aufgekochten) Arzneipflanzen vorhanden sind:

- Ingwer (Zingiber officinalis) unterstützt die Immunmodulation, fördert die Speichel- und Magensaftsekretion und regt die Verdauungstätigkeit an.
- Zimt (Cinnamonum cortex) enthält ein ätherisches Öl, das antimikrobielle und fungizide (pilztötende) Eigenschaften besitzt, und wird als Magen- und Darmreinigungsmittel eingesetzt.
- Salbei (Salvia officinalis) gilt als entzündungshemmend und wird bei Mund-, Magen-, Darmschleimhaut-Entzündungen, bei Blähungen, Verdauungsstörungen, Durchfällen, gegen Nachtschweiß und Gallenstau eingesetzt. Die Pflanze bindet freie Radikale (»Radikalfänger«). Salbei sollte bei der Arzneimittelherstellung immer aufgekocht werden, damit das lebertoxische Thujon entweicht.

- Fenchelsamen (Foeniculi fructus) sind ebenso »Radikalfänger«, sekretionsfördernd, antiseptisch, krampflösend und werden als Karminativum (gegen Blähungen) und bei Verdauungsstörungen eingesetzt.
- Rainfarn (Tanacetum vulgare) wirkt antiseptisch, tonisierend, stimulierend, gegen Brechreiz und Übelkeit, wird als Entwurmungsmittel, bei Verdauungsstörungen, Blähungen und Krämpfen eingesetzt. Man sollte nur die Blätter ohne Blüten verwenden, da letztere zuviel Thujon enthalten. Thujon ist beim Aufkochen wasserdampfflüchtig und in dieser Zubereitung nicht mehr enthalten.
- Weißer Pfeffer (Piper album) wird aus der reifen Frucht gewonnen, deren äußere Hülle entfernt wurde. Da er die Wärmerezeptoren des Körpers anregt, sorgt er für eine bessere Durchblutung, er bewirkt die Vermehrung von Speichel- und Magensaftsekretion, hat eine antimikrobielle Wirkung und fördert den Leberstoffwechsel. Er hilft bei Magenbeschwerden, Verdauungs- und Durchblutungsstörungen, chronisch-degenerativen Gelenkserkrankungen und Weichteilrheumatismus.
- Blutwurzkraut (Tormentilla herba) ist ein »Radikalfänger«, wirkt entzündungshemmend, antiallergisch und antiviral und wird eingesetzt bei Durchfall, Verdauungsstörungen, Mund-, Rachen-, Magen- und Darmschleimhautentzündungen sowie Immunschwäche.
- Ackersenf (Sinapis arvensis) ist wirksam gegen Bakterien, Viren und Pilze. Er kommt zum Einsatz bei Katarrhen der Atemwege, chronisch-degenerativen Gelenkserkrankungen und Weichteilrheumatismus.
- Labkraut (Galium verum) ist ein »Radikalfänger«, wirkt krampflösend und wird innerlich wie auch äußerlich eingesetzt bei Geschwüren, vereiterten Drüsen, Knotenbildung der Brust, Hautausschlägen, bei Nierengrieß und Nierensteinleiden, als harntreibendes Mittel bei Wassersucht, Blasenkatarrh und Harnverhalten.

- Die Wasserlinse (Lemna minor) ist ebenso ein »Radikalfänger«, Antioxidans und wirkt entzündungshemmend. Sie kommt zum Einsatz bei Entzündungen der oberen Atemwege, bei Gelbsucht und Rheuma.

Fallbeispiele

➻ Die 60jährige Patientin litt schon jahrelang an Weichteilrheuma, Schulter- und Gelenksarthrose und war schon achtmal zur konventionellen Rheumakur, die jedoch niemals geholfen hat. Nach Aderlaß, Goldkur und der regelmäßigen Einnahme des Wasserlinsenelixiers hat sie das Rheuma so »im Griff«, daß sie von nun an ohne chemische Medikamente auskommen kann.

➻ Die 51jährige Patientin mit starkem Muskel- und Gelenkrheuma fühlte sich nach eigenen Aussagen wie ein »Wrack«. Der ganze Beckenbereich war voller Schmerzen wegen des fortgeschrittenen Verschleißes in Hüften und Bandscheiben. Es wurde zusätzlich eine Bauchspeicheldrüsenschwäche sowie eine Darminfektion mit Helicobacter pylori festgestellt. Gegen die rheumatischen Fieberschübe half nach der Penicillintherapie kein Mittel mehr. Der geschädigte Darm wird mit Bärwurz-Birnen-Honig, Mutaflor und Acidophilus Jura saniert. Ein Aderlaß, die Wasserlinsenkur sowie Dinkelkost bringen Erleichterung. Im Magen wird nach einiger Zeit kein Helicobacter mehr festgestellt. Durch das regelmäßige Essen von Selleriesamen-Pulvermischung auf Quittenbrot verschwinden die Arthrosewie auch die rheumatischen Muskel- und Gelenkschmerzen.

➻ Die 73jährige Patientin litt schon seit ihrem 35. Lebensjahr an chronischer Polyarthritis, die erfolglos mit Cortison und Voltaren behandelt wurde. Die zerstörte Darmflora wird mit Bärwurz-Birnen-Honig und Acidophilus Jura saniert. Nach Aderlaß, Wasserlinsenelixier und Umstellung der Ernährung auf Dinkel, Obst und Gemüse verschwinden die Schmerzen, so daß die rheumatischen Schmerzmittel und nach langsamem »Ausschleichen« auch auf das Cortison verzichtet werden kann.

Goldkur

Indikation: zur Immunmodulation bei rheumatischer Arthritis, chronischer Polyarthritis und bei allen Autoaggressionserkrankungen und als Vorbeugungsmittel, vor allem gegen Grippe.

Erfahrungsgemäß führt man die Goldkur am besten nach einem hildegardischen Aderlaß durch, weil hier der Körper schon gründlich umgestimmt ist. Das Gold (Goldstaub, Nuggetgold) liegt zwei Monate im Magen und im Darm, es greift dennoch die Schleimhäute nicht an und verursacht auch keine Geschwüre. Im Röntgenbild konnte das Gold im Verdauungstrakt sichtbar gemacht werden. Ein Übergang in den übrigen Körper ist ausgeschlossen. Das Gold verteilt sich lediglich im Magen-Darm-Trakt, wo es wahrscheinlich dafür sorgt, daß die Aggression des Immunsystems zurückgenommen wird. Es handelt sich hier also um eine echte Immunmodulation, nicht eine Immunstimulation.
Die hildegardische Goldkur darf nicht verwechselt werden mit der Behandlung durch hochgiftiges Goldsalz in der schulmedizinischen Praxis. Die Giftigkeit der chemischen Goldsalze, die ins Blut übergehen, ist so groß, daß Entzündungen an den gesamten Schleimhäuten, Nierenentzündungen, lebensgefährliche Störungen im Blut – etwa Agranulozytose oder Thrombopenie –, Leberschäden, Gehirnhautentzündung und Blindheit auftreten können. Der angeschlagene Gesundheitszustand des Rheumakranken wird dadurch nur noch mehr beeinträchtigt. Hildegards Goldkur dagegen verwendet naturreines Nuggetgold und hat keine Nebenwirkungen.

◆ *Herstellung nach Hildegard:* »Wenn ein Mensch rheumakrank (vergichtet) ist, nehme er Gold und koche es so, daß ihm keine Unreinheit mehr anhaftet, aber ihm auch nichts verlorengeht. Sodann mache er es zu Pulver, das heißt, er mahle es. Dann nehme er etwa eine halbe Handvoll Weizenfeinmehl (Semmelmehl) und knete es mit Wasser und füge diesem Teig von diesem Goldpulver eine Menge von 0,6 g (Obolus) bei (und knete es darunter). In der Frühe nüchtern soll er (diesen Goldteig) essen. Sogleich am nächsten Tag soll er genauso aus Mehl und dem gleichen Gewicht Goldpulver einen Keks (backen) und ebenfalls morgens nüchtern essen. Das räumt für ein Jahr mit dem Rheuma in ihm auf. Das Gold bleibt zwei Monate lang in seinem Magen-Darm liegen, ohne ihn anzugreifen und geschwürig zu machen, und wenn dieser kalt (schlecht durchblutet) und verschleimt ist, wärmt und reinigt es diesen (Magen) ohne Gefährdung des Menschen. Wenn ein gesunder Mensch das macht, erhält es ihm die Gesundheit, und wenn er krank ist, wird er gesund.« (PL 1347 A)

Fallbeispiele

➻ Die 55jährige Patientin litt seit fünfzehn Jahren an durch Überarbeitung und Streß bedingten Schmerzen in allen Gelenken und Organen (Polyarthritis). Teilweise traten Lähmungen, Herzschmerzen und Ekzeme auf. Sie konnte es nur mit starken Schmerzmitteln aushalten. Die Darmflora war geschädigt. Nach der Darmsanierung mit Bärwurz-Birnen-Honig schwellen die Gelenke ab. Durch Aderlaß verbessert sich das Gedächtnis, das Ekzem verschwindet. Sie fühlt sich jetzt »wie neugeboren«. Durch Lorbeerfruchtöl-Einreibungen und den Einsatz des Chrysopras verschwinden die Gelenkschmerzen. Durch Schlehenaschenelixier und Goldkur die Lähmungserscheinungen. Chemische Rheumamittel werden nicht mehr gebraucht.

➻ Die 53jährige Mutter von vier Kindern litt bereits fünf

Jahre lang an Gallensteinen und Zwölffingerdarmgeschwüren, die bei Ärger und Streß immer wieder aufbrachen. Vor drei Jahren kam noch eine chronische Polyarthritis hinzu, wobei sich die Hände krümmten und Schmerzen wie Nadelstiche auftraten. Die üblichen schulmedizinischen Rheumaschmerzmittel und Cortison brachten keine Besserung. Nach Aderlaß, Wasserlinsen-, Goldkur und Umstellung auf Dinkelkost verbessert sich die Polyarthritis, so daß die Schmerzen ohne chemische Medikamente erträglich sind.
➻ Die 54jährige Patientin litt seit ihrem 46. Lebensjahr an chronischer Polyarthritis und hatte bereits in mehreren Rheumakliniken auch mit Naturheilmitteln und Umstellung der Ernährung, unter anderem auf Bircher-Benner-Rohkost, keine Besserung erfahren. Nach Aderlaß, Wasserlinsenelixier, Goldkur und Dinkelkost kann auf die rheumatischen Schmerzmittel (Felden, Patma) verzichtet werden, weil die Schmerzen immer seltener auftreten.

Kalbsfußbrühe

Indikation: Arthrose, Osteoporose, Mineralienmangel durch Malabsorption und als Rachitisprophylaxe bei Kleinkindern.

Kalbsfußbrühe wird in der Hildegard-Therapie regelmäßig eingesetzt, um die Knochensubstanz wiederaufzubauen bzw. den Knochen zu stärken. Das »Kochen mit Knochen« hat zur Folge, daß dem Skelett außer Kalzium auch noch viele weitere Substanzen zugeführt werden, die zu seinem Aufbau und Erhalt notwendig sind.

◆ *Herstellung nach Hildegard:* »Wer in seinen Gelenken und Gliedern stechende Schmerzen hat und auch Magen-Darm-Schmerzen, esse oft und reichlich abgekochte Kalbsfüße ohne Fett und Schwielen. Das räumt mit diesen Stichen und Schmerzen auf.«

◆ *Rezept: Kalbsfußbrühe*
1–2 Kalbsfüße
1–1½ l Salzwasser
2–3 Karotten
¼ Sellerie
1 Zwiebel
Galgant, Muskat, Ysop
frischer Schnittlauch
Die in Scheiben gehackten Kalbsfüße in kochendem Wasser kurz blanchieren (dient der Säuberung, die Brühe wird dadurch klarer). Danach in Salzwasser legen und 2 Stunden aufkochen. Das in Stücke geschnittene Gemüse, die Zwiebel und die Gewürze dazugeben, nochmals 15 Minuten aufkochen. Die Brühe absieben und mit Dinkeleinlagen und Schnittlauchröllchen bestreut servieren. Ein- bis zweimal, eventuell auch dreimal wöchentlich einnehmen.

Fallbeispiel
➾ Der 27jährigen Patientin wurde vor drei Jahren der Uterus entfernt, und sie entwickelte daraufhin eine starke Osteoporose mit Arthrose-Schmerzen in der Lendenwirbelsäule (Spondylose deformans) mit Atlasblockade, Rückenschmerzen und Polyneuropathie. Nach Umstellung der Ernährung auf Dinkel, Obst und Gemüse sowie regelmäßiger Einnahme von Kalbsfußbrühe sind die Schmerzen verschwunden, und die Osteoporose hat sich verbessert.

Kupferwein
Indikation: Spondylarthritis, Wirbelsäulenrheuma und Bechterew-Krankheit.

◆ *Herstellung nach Hildegard:* »Wenn einer so vergichtet ist, daß er sich ganz zusammenkrümmt, dann nehme er reines Kupfer, glühe es im Feuer dreimal hintereinander und lege es glühend heiß in guten Wein, decke das Gefäß zu, damit kein Dampf entweicht. Gib es dem Rheumatiker lauwarm zu trinken, und das Rheuma in ihm vergeht.«

◆ *Rezept: Kupferwein*
Einen reinen Kupferdraht auf der Herdplatte dreimal erhitzen bzw. im Feuer zum Glühen bringen. Glühend heiß in 1 Liter Kabinettwein legen, Gefäß verschlossen halten und täglich 1 bis 3 Likörgläser davon im Mund einspeicheln und trinken.

Krauseminzenelixier
Indikation: Rheumaschmerzen, Muskelschmerzen, Weichteilrheuma und Gichtleiden (Praecancerose).

◆ *Herstellung nach Hildegard:* »Wen Gicht/Rheuma plagt, der stoße die Krauseminze (zu Saft) und seihe den Saft durch ein (Filter-)Tuch und gebe etwas Wein dazu. Das soll er morgens, abends und nachts trinken, und das Rheuma (die Gicht) wird ihn verlassen.« (PL 1161 D)

◆ *Rezept: Krauseminzenelixier*
20 ml Krauseminzensaft
80 ml Wein
Saft mit Wein mischen. Man nimmt vor dem Frühstück ein Likörglas davon, ebenso abends nach dem Abendessen und nachts vor dem Schlafengehen. Bei Magenunverträglichkeit reduziert man die Menge auf einen Teelöffel. In Ausnahmefällen kann man auch Krauseminzensaft-Urtinktur, etwa von der Firma Jura, nehmen (5–10 Tropfen in 1 LG Wein morgens, abends nach dem Abendbrot und nachts).

Fallbeispiel
●◆ Die heute 70jährige Patientin litt zwei Jahre lang an Gicht in Fingern, großem Zeh und Fußballen. Nach zwei Wochen Einnahme von Krauseminzenelixier und Sellerie-

samen-Pulvermischung verschwinden die Schmerzen. Die Ernährung wird auf Dinkel, Obst und Gemüse als Dauerkost umgestellt.

Wegerichsaft

Indikation: Gicht, Rheumaschmerzen und Rheumaherde.

◆ *Herstellung nach Hildegard:* »Nimm den Wegerich, presse seinen Saft aus, siebe durch ein Tuch. Schmecke ihn mit etwas Wein oder Honig ab, und gib es demjenigen zu trinken, der von Gicht und Rheuma geplagt wird.«

◆ *Rezept: Wegerichsaft (Urtinktur)*
Dreimal täglich 5 bis 10 Tropfen in 1 Likörglas Petersilien-Honig-Trank nach dem Essen.

Galgantwurzelwein

Indikation: Rücken-, Kreuz- und Bandscheibenschmerzen sowie Seitenstechen.

◆ *Herstellung nach Hildegard:* »Wer im Rücken oder in der Seite von Fehlsäften *(mali humores)* Schmerzen leidet, der lasse Galgantwurzel in Wein sieden (wallen) und trinke das oft, und der Schmerz wird vergehen.« (PL 1134 A)

◆ *Rezept: Galgantwurzelwein*
1 TL Galgantwurzeln (geschnitten)
1 Glas guter Wein
Galgantwurzeln 2 bis 3 Minuten in 0,2 Liter Wein aufkochen, absieben, schluckweise warm trinken.

Fallbeispiel
➾ Die 65jährige Verkäuferin litt seit ihrem 55. Lebensjahr an chronischer Polyarthritis in beiden Knien und Hüften mit ständigen Ischialgieschmerzen. Dagegen wurden ohne Er-

folg Rheumaschmerzmittel wie Felden, Voltaren oder Diclofenac eingenommen. Nach Aderlaß, Umstellung der Ernährung, Einsatz von Wasserlinsen Elixir und täglichem Galgantwurzelwein (eine Tasse über den Tag verteilt getrunken) ist der Dauerschmerz weg. Die Rheumaschmerzmittel können abgesetzt werden.

Wermut Elixir Bio

Indikation: Reinigung des Bindegewebes (Entschlackung), rheumatischer Formenkreis, vor allem Sklerodermie. Außerdem: Erkrankungen von Herz, Lunge, Magen, Augen, Eingeweiden, Nieren; bei Melancholie, Verdauungsstörungen, zur Verhütung von Arteriosklerose, Darmkrankheiten (Entzündungen) und bei Erkältungsanfälligkeit (Bronchitis, Grippe).

Besonders wichtig ist der Wermut als Bitterstoff zur Regenerierung der Gefäße und Anregung der inneren Sekretion. Dadurch verhütet man die Ablagerung von Cholesterin und Eiweißschlacken in den Gefäßen – die sogenannte Verkalkung – und beugt wirksam der Arteriosklerose vor. Wermut ist also ein Universalmittel gegen Verschlackung.

◆ *Herstellung nach Hildegard:* »Wenn der Wermut frisch ist, dann zerstampfe ihn und presse durch ein Tuch den Saft aus. Dann koche Wein mit Honig – aber nicht zu stark *(modice)* –, und gieße von diesem Saft so viel in den Wein, daß der Saftgeschmack den Weingeschmack und den Honiggeschmack übertrifft. Das trinke vom Mai bis zum Oktober jeden dritten Tag nüchtern (vor dem Frühstück). Es beseitigt in dir die Nierenschwäche (Lanksucht) und die Melanche (Schwarzgalle) und klärt deine Augen und stärkt dein Herz und läßt nicht zu, daß deine Lunge krank wird. Es wärmt den Magen (Darm) und reinigt die Eingeweide und bereitet eine gute Verdauung.« (PL 1173 B)

◆ *Rezept: Wermut Elixir Bio*
Den Wermut bei zunehmendem Mond im Mai oder Juni ernten und den frischen Blättern in einem Leintuch den Saft auspressen. Diesen Saft in die siedendheiße Mischung von einem Liter Wein und 150 g Honig gießen, sofort von der Flamme nehmen, filtrieren und steril abfüllen. Jeden dritten Tag ein Likörglas (20 ml) Wermutwein vor dem Frühstück nehmen. Die Vorschrift »jeden dritten Tag nehmen« bedeutet: an einem Tag nehmen, am nächsten Tag Pause, am dritten Tag wieder nehmen. Die Wermutkur wird von Mai bis Oktober durchgeführt und sorgt dafür, daß die Patienten besser durch den Winter kommen. Das Immunsystem ist stabilisiert und zeigt eine stärkere Widerstandskraft gegen Virusinfektionen, Grippe und Erkältungen.

Quittenkur

Indikation: Rheuma (auch vorbeugend), Arthritis und zur Senkung des überhöhten Harnsäurespiegels.

Jeder Hildegard-Patient sollte die Herbstzeit nutzen, um eine Quittenkur durchzuführen. Quittenbrot ist das Hildegard-Konfekt und schmeckt nicht nur zu Weihnachten, sondern das ganze Jahr hindurch.

◆ *Herstellung nach Hildegard:* »Der Quittenbaum gleicht der Schlauheit … Roh gegessen, schadet die goldene Quittenfrucht weder dem Kranken noch dem Gesunden, aber gekocht oder gebraten ist sie dem kranken und dem gesunden Menschen sehr bekömmlich. Der Rheumatiker esse diese Frucht oft gekocht und gebraten, und sie vernichtet in ihm den Rheumastoff so, daß er weder in seinen Sinnen abstumpft (Cerebralsklerose) noch seine Glieder bricht (Arthrose deformans), noch sie hilflos läßt. Und wer viel Speichel auswirft, esse die Frucht oft gekocht oder gebraten, und sie trocknet ihn innerlich und mindert seinen Speichel.« (CC 1220 C)

◆ *Rezept: Quitten*
Als Kompott 20 Minuten mit Wasser oder Wein gekocht, wie Äpfel in Stücke geschnitten. Als Quittenkuchen wie Apfelkuchen auf Mürbeteig gebacken. Sie können auch Quittenmarmelade machen oder selbstgebackenes Brot mit Quitten, in das man süße Mandeln und Galgant hineinarbeiten kann.

Fallbeispiel
➾ Der 62jährige Busfahrer litt seit zehn Jahren nach einem Autounfall an so starken Gelenkschmerzen, daß er kaum noch gehen konnte. Der Harnsäurewert erreichte Spitzenwerte. Die Niere schmerzte. Nach Aderlaß, Gabe von Selleriesamen-Pulvermischung, Quittenkur und Nierenmassagen mit Nierenrautensalbe sinkt die Harnsäure innerhalb von drei Monaten auf Normalwerte. Die Gelenk- und Nierenschmerzen verschwinden.

Dachsfell

Indikation: durchblutungsförderndes Universalmittel gegen Rheumaschmerzen, zur allgemeinen Gesundheitsvorsorge (Prophylaktikum), Grippe, Schmerzen und Durchblutungsstörungen.

◆ *Herstellung nach Hildegard:* »Im Fell des Dachses liegt große Kraft. Mach dir nämlich daraus einen Gürtel, und gürte dich damit über der bloßen Haut, und jede Verseuchung in dir verzieht sich, wie wenn ein großer Gewittersturm in milde und ruhige Luft übergeht, und (solange du ihn trägst) wird dich keine Verseuchung befallen ... Denn die Dachskraft, womit sein Fell getränkt wird, gleicht fast dem Stahl. Wenn es auf der Haut eines Menschen aufliegt, dann durchdringt es diese wie Stahl das Eisen (überwindet) und läßt nicht zu, daß eine Verseuchung den Menschen befällt.« (PL 1331 B; Basel, Kap. 7–28)

Die Dachshaare sorgen für eine gute Mikromassage der Haut und eine verbesserte Durchblutung, so daß die schmerzverursachenden Stoffe in den Gelenken und im Bindegewebe abtransportiert werden können. Das Dachsfell hat sich bewährt zur Schmerzbeseitigung bei Arthrose, Arthritis und Ischialgien.

Fallbeispiele

- »Von meiner Kindheit bis zum Ende meiner Studienzeit war der Waschbärmantel meiner Mutter Zufluchtsort, Tränentrockner und Wärmespender, in den ich mich an schlimmen Tagen einpacken durfte ... Die nachts oft unerträglich schmerzhafte Knochenhautentzündung am Fuß läßt sofort nach dem Einpacken des ›Übeltäters‹ in Dachsfell nach und verschwindet.«
- »Vor den Festtagen bekam ich einen starken Hexenschuß (Lumbago) und begab mich zum Chiropraktiker. Zuerst war es besser, dann setzten die Schmerzen wieder ein. Nachdem ich zuerst einen Dachsfellgürtel am Tag trug und nachts auf einem Dachsfell schlief, verspürte ich eine deutliche Linderung.«
- Die 65jährige Patientin litt an ständigen Knieschmerzen infolge einer in der Kindheit erlittenen Poliomyelitis (Kinderlähmung). Mit einer maßgeschneiderten Kniemanschette aus Dachsfell verschwinden die Schmerzen innerhalb von vier Wochen, und das Bein ist wieder stark durchblutet.

Zimt

Indikation: »Fehlsäfte«, rheumatisches Fieber, Hormonstörungen, Stoffwechselstörungen, Harnsäuregicht, Diabetes und Malaria.

Die heilende Wirkung des Zimtweins beruht vor allem darauf, daß er »Heilsäfte« herbeiführt, die den Gesundungsprozeß begünstigen.

◆ *Herstellung nach Hildegard:* »Der Baum, von dem die Zimtrinde stammt, ist hochkalorisch und hat starke Kräfte. Seine Kalorität ist so stark, daß (Zimt) das Feuchte (in ihm) nicht aufkommen läßt. Wer ihn oft ißt, dem mindert Zimt die Fehlsäfte und führt Heilsäfte herbei. Wenn daher ein Mensch von gichtischer Lähmung (echte Gicht!) erschöpft wird *(fatigari),* und wer tägliche, dreitägliche und viertägliche Fieber (Malaria!) hat, der nehme ein Stahlgefäß und gieße guten Wein darein, und in diesen lege er die Blätter und das Holz des Zimtbaumes, solange sie noch den Saft in sich haben, und lasse das am Feuer wallen (kochen). Er soll es warm und oft trinken, und er wird geheilt werden.« (PL 1139 ACD; Basel, Kap. 1–20)

◆ *Rezept: Zimtwein*
In Ermangelung von Zimtbaumblättern haben auch Zimtrinde-Abkochungen in Wein geholfen. Man nimmt ein Röhrchen und kocht es in einem viertel Liter Wein 3 Minuten ab, absieben, und fertig ist der Zimtwein. Dieses Getränk hat sich bei immer wiederkehrenden Fieberschüben bewährt, dem sogenannten Drei- oder Viertagefieber, wie es bei Malariaschüben auftritt, aber auch bei Virusinfektionen immer wieder vorkommen kann. Auch zur Beseitigung von »schlechten Säften« *(mali humores)* ist der Zimtwein ein ausgezeichnetes Mittel.

Bärwurz-Birnen-Honig

Indikation: Darmsanierung bei porösem Darm, Universalentschlackungsmittel von Magen und Darm, Beseitigung von Fäulnisstoffen aus dem Darm, Darmpilzinfektion und »Fehlsäfte«.

Bärwurz oder Bärenfenchel (Meum athamanticum) aus der Familie der Doldenblütler wächst auf steinig-lockeren Bergwiesen, vor allem über kristallinem Gestein. Verwendet

wird der Bärwurz wie der Enzian überwiegend zur Herstellung von Schnaps.
Bei Hildegard steht über den Bärwurz: »Der Bärwurz ist warm und von trockener Grünkraft *(Viriditas)*. Ein Mensch, der starke und brennende Fieber hat (Scharlach, Masern, Röteln, Tuberkulose, Ruhr, Typhus), soll Bärwurz pulvern und dieses Pulver mit Brot essen, und zwar auf leeren Magen und nach dem Essen, und es wird ihm bessergehen. Wer Gicht hat, esse dieses Pulver oft (dreimal täglich ein bis drei Messerspitzen), und die Gicht wird in ihm weichen. Wer Gelbsucht hat, zerkleinere die noch frische Wurzel in Essig und würze damit eine (Dinkelgrieß-)Suppe und esse sie oft (täglich ein- bis dreimal), und er wird geheilt.«
Bärwurz-Birnen-Honig ist für den Rheumakranken kostbarer als Gold. In der Kombination mit Birnen und Honig wirkt Bärwurz noch universeller als die bewährte hildegardische Goldkur! Hildegard schrieb: »Das ist das köstlichste Latwerge und wertvoller als Gold und nützlicher als das reinste Gold, weil es die Migräne vertreibt und die Dämpfigkeit mindert, welche rohe Birnen in der Brust des Menschen verursachen, und alle schlechten Säfte *(mali humori)* im Menschen vertreibt und den Menschen so reinigt, wie man einen Topf von seinem Schimmel *(de faece)* reinigt.«
Dieser Hinweis auf die Reinigung von Schimmel brachte mich auf die Idee der Darmreinigung nach Hefepilz- und Schimmelpilzinfektionen des Darmes. In Zusammenarbeit mit Herrn Dr. Pohl vom Institut für Mikrobiologisch-Biochemische Analytik in Bad Saarow wurde eine erfolgreiche Ernährung zur Darmsanierung gefunden, die sich in der Praxis bewährt hat.

◆ *Herstellung nach Hildegard:* »Nimm (8) Birnen, schneide sie auseinander, und wirf das Kerngehäuse weg. Dann koche sie ganz stark in Wasser, und zerstampfe sie zu Brei. Dann nimm Bärwurz, etwas weniger Galgant und Süßholz noch weniger als Galgant und Bohnenkraut noch weniger als Süßholz. Das mache zu Pulver, vermische diese Pulverarten und schütte sie in mäßig erhitzten Honig (8 EL). Dann gib die warmen Birnen dazu, und rühre es kräftig zusammen (kochend). Dann fülle es in einen Becher ab. Davon iß täglich (morgens) nüchtern einen Teelöffel voll, nach dem Mittagessen 2 Löffel voll und zur Nacht im Bett 3 Löffel voll.«

◆ *Rezept: Bärwurz-Birnen-Honig*
100 g Bärwurz-Pulvermischung, bestehend aus
35 g Radix Mei (Bärwurz)
28 g Rhiz. Galangae (Galgantwurzel)
22 g Radix Liquiritiae (Süßholzwurzel)
15 g Herba Satureia (Bohnenkraut)
mit acht gekochten Birnen (Birnenwasser wegschütten!) und 8 EL abgeschäumtem Honig zu einem Mus vermischen, in Gläser abfüllen und kühl stellen.

Man verwendet den Bärwurz-Birnen-Honig entweder als Brotaufstrich oder pur, indem man für vier Wochen täglich, je nach Lebensalter und Körpergewicht,

- morgens 1 Msp. bis 1 TL vor dem Frühstück,
- mittags 2 Msp. bis 2 TL nach dem Essen,
- abends 3 Msp. bis 3 TL vor dem Schlafengehen konsumiert.

Die zusätzliche Einnahme von Acidophilus Jura (R) ist empfehlenswert.

Fallbeispiel
➻ Die 62jährige Patientin litt bereits seit fünfzehn Jahren an einer chronischen Polyarthritis und hatte schon in mehreren Rheumakliniken Kuren durchgeführt. Jahrelange Einnahme von Rheumaschmerzmitteln wie Diclofenac, Goldspritzen-Therapie über ein ganzes Jahr lang, Voltaren

sowie Cortison und Methotrexat haben den Darm derartig geschädigt, daß die Mikroflora gleich durch zwei Candida-Infektionen überwuchert war (Doppelbesiedlung). Nach der Darmsanierung mit Bärwurz-Birnen-Honig, einer konsequenten Umstellung der Ernährung auf Dinkelkost, der Gabe von Wasserlinsenelixier, Selleriesamen-Pulvermischung, Galgantwurzelwein und nach Einreiben mit Wermutsalbe verschwinden die Schmerzen, so daß auf Schmerzmittel und nach behutsamem »Ausschleichen« auch auf Cortison und Methotrexat verzichtet werden kann.

Odermennigtabletten

Indikation: Ausleitungskur für die oberen Schleimhäute, Purgierkur, Beseitigung von schädlichen, schlechten »Säften«, rheumaauslösenden Schleim- und Schlackenstoffen, Störungen der Speichelsekretion in Nasen- und Rachenschleimhaut.

◆ *Herstellung nach Hildegard:* »Damit auch der Mensch von Speichel und Auswurf und dem Ausschneuzen gereinigt werde, nehme er Saft von Odermennig und zweimal soviel Saft des Fenchels, und dazu gebe er Saft von Wiesenstorchenschnabel, so viel, wie die kleinste Münze wiegt. Dann nehme er soviel Galgant wie die vorherigen drei zusammen und vom Benzoeharz so viel, wie sechs Münzen wiegen, und Engelsüß im Gemisch zweier Münzen, und dies pulverisiere er, und dieses Pulver presse er mit dem vorgenannten Saft, und daraus mache er Pillen in der Größe einer Bohne. Dann nehme er Schöllkrautsaft, so viel, wie der vierte Teil einer Münze wiegt, und darin tauche er die Pillen und lege sie in die Sonne zum Trocknen. Wenn keine Sonne scheint, trockne sie an mildem Wind und warmer Luft. Bei der Einnahme der Pillen lege er ein Lamm- oder Dachsfell auf Magen und Bauch, damit er davon gewärmt wird. Auch nehme er die

Pillen am besten vor Sonnenaufgang (das heißt frühmorgens noch im Bett), weil das Morgenrot um jene Zeit angenehm und mild ist. Nehme fünf oder neun Pillen, und jede einzelne soll er sie mäßig erweichend eintauchen und im Mund zergehen lassen und hinunterschlucken. Danach soll er ein wenig an einem schattigen Ort, nicht aber in der Sonnen- oder Feuerhitze, spazierengehen, bis er Stuhldrang verspürt. Mittags, nachdem er Stuhldrang in sich verspürt hat oder wenn er ihn wegen erhärteten Magens noch nicht haben konnte, soll er zuerst ein Süpplein von feinstem Dinkelmehl schlürfen, damit die Eingeweide durch die Wärme der Suppe geheilt werden oder sich der verhärtete Magen auf diese Weise erweicht.«

◆ *Rezept: Odermennigtabletten*
1 Tablette zu 260 mg enthält:
120 mg Galgantwurzelpulver D1
45 mg Benzoeharz D1
20 mg Odermennig D1
7,5 mg Wiesenstorchenschnabel D1
30 mg Griechenkleepulver D1
15 mg Engelsüßpulver D1
7,5 mg Schöllkraut D1
Man nimmt auf nüchternen Magen fünf bis neun Tabletten (morgens im Bett), läßt sie langsam im Mund zergehen und wartet mit dem Frühstück bis zur Mittagszeit. Die Kur mit den Odermennigtabletten macht man einmal täglich für etwa zwei Wochen.

Ingwer-Ausleitungsgranulat

Indikation: Gicht und Rheuma mit Stoffwechselstörungen, Obstipation, Schlemmerleiden, verdorbener Magen, Völlegefühl, chronischer Katarrh, Gallensteinleiden, Hypercholesterinämie und als Fastenausleitungs- und Purgierkur sowie zur Reinigung des Darms.

Die Ingwer-Ausleitungskekse sind ein Purgiermittel. Man kann mit ihrer Hilfe Stoffwechselstörungen bei Rheumatikern und Gichtpatienten normalisieren, sogar erhöhte Cholesterinspiegel senken und hohe Serumtriglyzerid-Werte, wie man sie bei übergewichtigen Patienten findet, ausgleichen. Zusammen mit der Hildegard-Diät ist die Kur mit Ingwer-Ausleitungskeksen eine der wichtigsten Methoden, um erhöhte Blutfettwerte zu normalisieren und ernährungsbedingten Zivilisationskrankheiten wie Rheuma (oder auch Herz-Kreislauf-Erkrankungen) vorzubeugen. Die Ingwer-Ausleitungskekse beseitigen nicht nur Schlacken- und Giftstoffe, sondern auch krebserregende Fäulnisstoffe aus Magen und Darm. Sie werden mit Recht als Universalheilmittel betrachtet. Die Ingwer-Ausleitungskekse haben sich (anstelle der Roßkur mit Glaubersalz) beim Fasten bewährt. Hierbei werden nur die »schlechten Säfte« ausgeleitet, während die guten zurückbleiben.

Hildegard schrieb: »Abführmittel *(potiones),* die den Magen reinigen, taugen für Leute nicht, die sehr krank und so heruntergekommen sind, daß sie davon wie gelähmt werden ... Auch nützen sie solchen Menschen nicht viel, die einen leicht beweglichen Säftestoffwechsel in sich haben (Stoffwechselstörungen), wie wenn Flüsse bei Überschwemmungen ohne Beständigkeit hin und her fließen, weil sie durch Abführmittel mehr Schaden leiden, als daß sie ihnen zum Guten dienen würden, denn die so gearteten Säfte fließen nach ihrer Verdauung durch den Magen zwischen Haut und Fleisch wie auch in den Gefäßen beschleunigt hin und her und sind nicht gleichzeitig im Magen zu finden. Wird also ein Abführmittel in den Magen gebracht, so findet es dort gar keinen Saft zum Reinigen vor ... Menschen, die von gichtiger Lähmung *(gutta paralysis)* zermürbt sind und durch die eben geschilderten Säfte geplagt werden, wenden mit Vorteil Pulver zur Keksherstellung aus edlen und guten Heilkräutern an, weil die guten und angenehmen Gerüche kostbarer Gewürze den schädlichen Rauch *(noxi humores)*, der aus den oben erwähnten Säften hervorgeht und die schlechten Säfte *(mali humores)* aufstachelt, durch ihr mildes Wirken niederdrücken, bändigen und abschwächen.« (CC 135,10–22)

◆ *Herstellung nach Hildegard:* »Wenn ein Mensch ein (laxierendes) Purgiermittel machen und einnehmen will, der nehme Ingwer, den halben Teil davon Süßholz(pulver) und ein Drittel vom Ingwer Zitwer(pulver) und mache das zu einem (ganz feinen) Pulver und siebe es. Das ganze Pulver wiege ab. So viel, wie das Pulver dann wiegt, nimm (Rohr-) Zucker im gleichen Gewicht. Ist auch das geschehen, dann wiege von dieser Mischung 30 Gramm ab. Hernach nimm reinstes (Dinkel-)Feinmehl im Gewicht einer halben Nußschale voll (zirka 3 Gramm) und so viel vom Wolfsmilchsaft, als die Schreibfeder (Gänsekiel) beim Eintauchen in das Tintenfaß aufnehmen kann (zirka 1 Gramm). Sodann mache aus dem Kräuterpulver, dem Feinmehl und dem Wolfsmilchsaft eine oblatendünne Teigmasse und teile diese Tortenfläche in vier Teile und trockne sie an der Sonne im März oder im April, denn in diesen Monaten sind die Sonnenstrahlen so ausgeglichen, daß sie weder zu warm noch zu kalt sind und deswegen für Heilzwecke besonders zuträglich. Sollte man in diesen Monaten noch keinen Wolfsmilchsaft haben können, mache man diese Oblaten im Mai und trockne sie an der Maisonne und hebe sie für den Bedarf auf … Wer dann diese Purgierung vornehmen will, der nehme (trinke) den vierten Teil der Masse nüchtern. Wenn seine Verdauung (Magen) so hartnäckig und fest ist, daß er von dem Purgiermittel noch keine Wirkung spürt, der soll noch einmal die Hälfte eines Drittels dieser Oblaten hernehmen und dieses ganze halbe Drittel mit (einem Tropfen) Wolfsmilchsaft bestreichen und so vorbereitet an der Sonne nochmals trocknen und dann nüchtern einnehmen. Bevor aber jemand diese Purgiermittel einnimmt, soll er sich am (Ofen-) Feuer aufwärmen, falls es (noch) kalt ist, und dann erst zu sich nehmen. Nachdem er es genommen, soll er ein Weilchen im Bett ausruhen, ohne zu schlafen, dann aufstehen und etwas hin und her gehen, dabei aber darauf achten, daß ihn nicht friert. Nach der Auslösung (des Stuhlganges) soll er Weizenbrot (Dinkelbrot) essen, und zwar nicht trockenes, sondern in ein (Frühstücks-)Getränk eingetauchtes, auch Junghühnchen und Schweinefleisch und andere weiche Fleischsorten soll er essen. Grobbrot (Roggen, Vollkorn) und Rindfleisch und Fische und andere grobe Speisen und Gebratenes (Geröstetes) soll er meiden mit Ausnahme von (getrockneten) Birnen. Auch vor Käse und rohem Gemüse und rohem Obst soll er sich hüten. Wein mag er trinken, aber mit Maßen, Wasser dagegen meiden. (Helles) Sonnenlicht und Feuerschein soll er fliehen und soll diese Ordnung während der drei (folgenden) Tage einhalten.« (CC 190,30ff.)

◆ *Rezept: Ingwer-Ausleitungsgranulat*
12 g Ingwerwurzelpulver
6 g Süßholzwurzelpulver
4 g Zitwerwurzelpulver
22 g (Rohr-)Zucker
5 g Dinkel-(Fein-)Mehl
ein ganz klein wenig Wasser zur Herstellung des Teiges
Aus dem Kräuterpulver und dem Mehl mit dem Wasser oder einem Tropfen Wolfsmilchsaft einen Teig herstellen, der bei 180 °C 5 Minuten lang gebacken wird. Man nimmt die Kekse morgens auf nüchternen Magen im Bett und bleibt eine Zeitlang liegen, wobei man darauf achten soll, daß man sich nicht verkühlt (eventuell in der Nähe eines Ofen- oder Kaminfeuers).

Edelkastanien-Greifling (oder -Spazierstock)

Indikation: Rheuma, Fingerarthritis, Wadenschmerzen, als Kräftigungsmittel und für die Gesundheit des Kopfes.

Wir verwenden bei der Fingerarthritis sogenannte Greiflinge aus Edelkastanienholz, die man zur Verstärkung ihrer Wirkung zuvor mit Edelkastanien-Saunaaufguß befeuchtet hat, um den Geruch zu verstärken.

◆ *Herstellung nach Hildegard:* »Wenn der Mensch einen Wanderstab aus dem Kastanienholz fertigt und ihn in seine Hand nimmt, so daß er sich dabei von der Hand erwärmt, so werden infolge dieser Erwärmung die Gefäße und alle Kräfte seines Körpers gestärkt. Du sollst auch den Duft des Edelkastanienholzes oft einatmen, und es trägt deinem Kopf Gesundheit ein.«

Walfischprodukte

Der Wal, der ja eigentlich kein »Fisch« ist, steht unter Artenschutz. Man sollte deshalb die anderen hier aufgeführten Heilmittel bevorzugen. Dennoch werden die heilbringenden Wirkungen einzelner Walfischprodukte, wie Hildegard sie beschrieben hat, im folgenden kurz genannt.

Walfischknochen

Indikation: Fingerarthritis, Tennisellenbogen und Schmerzen. Als ich die Hildegard-Praxis von Dr. Hertzka übernahm, lagen auch einige Walfischknochen in der Hausapotheke, die sich bei Patienten mit schmerzhafter Fingerarthritis außergewöhnlich gut bewährt hatten.

◆ *Herstellung nach Hildegard:* »Mache einen Messergriff aus den Walfischknochen, und halte diesen Griff in deiner Hand, so daß er davon warm wird, und es gibt keinen Schmerz in deiner Hand oder in deinem Arm, der davon nicht verschwindet.«

Walfischgürtel
Indikation: Immunschwäche.
◆ *Herstellung nach Hildegard:* »Mache dir aus der Haut des Wals einen Gürtel, und lege ihn auf die bloße Haut, und das verjagt alle Krankheiten bzw. Schwächezustände und macht dich stark.«

Walfischfleisch
Indikation: rheumatische Arthritis und Arthrose.
◆ *Herstellung nach Hildegard:* »Wer rheumakrank ist, der esse oft vom Walfischfleisch, und das Rheuma wird in ihm weichen.«

Walbriessalbe
Indikation: rheumatische Arthritis und Gicht.
◆ *Herstellung nach Hildegard:* »Koche das Gehirn des Wals unter Umrühren in einem Topf mit Wasser, gieße das Fett in einen anderen Topf, und lasse es abkühlen. Gebe Gichtkraut (schwarze Johannisbeere) und genügend Olivenöl zu, und koche erneut auf, und mache daraus eine Salbe. Und wer Schüttelfrost oder andere Geschwüre hat, salbe sich damit, und er wird geheilt werden.«

Walleber
Indikation: zur Entgiftung.
◆ *Herstellung nach Hildegard:* »Wer Walleber zubereitet und ißt, dem reinigt es seinen Magen innerlich und nimmt alles innere Gift weg wie der beste Reinigungstrank.«

Walfischliddeckel
Indikation: Gicht und Rheuma.
◆ *Herstellung nach Hildegard:* »Wer von Gicht und Rheuma geplagt wird, der lege die Lider des Wals zwölf Stunden in Wein und wärme diesen Wein am Feuer und trinke ihn oft, und das Rheuma (die Gicht) wird von ihm weichen.«

Rheumasalben

Wermutsalbe

Indikation: Arthrose, Arthritis und Rheumaschmerzen.

◆ *Herstellung nach Hildegard:* »Wenn ein Mensch von ganz schwerem Rheuma geplagt wird, wobei sogar seine Gelenke zu zerbrechen drohen, dann zerstoße frisches Wermutkraut im Mörser zu Saft, nehme Rinderfett und Hirschfett und Hirschmark und so mache daraus eine Salbe. Damit reibe ihn am (Ulmenholz-)Feuer kräftig ein, wo er die Schmerzen hat, und er wird geheilt.«

◆ *Rezept: Wermutsalbe*
10 g Wermutfrischsaft
6 g Hirschmark
10 g Hirschfett
8 g Rinderfett
6 g Olivenöl
Der Wermutsaft wird im Wasserbad mit Hirschmark und -fett sowie dem Rinderfett und dem Olivenöl erwärmt und zu einer Salbe verrührt. Das Wasser abpressen und die Masse in Salbentiegel abfüllen. Bei Arthrose täglich vor dem Ulmenholzfeuer (oder ersatzweise vor dem Rotlicht) die schmerzhaften Gelenke einmassieren. Die Wirkung verbessert sich durch die zusätzliche Massage vor einem Holzfeuer, wobei das Ulmenholzfeuer allein schon schmerzlindernd wirkt. Bereits in wenigen Minuten nach der Anwendung verschwinden die Schmerzen, und die Gelenke werden wieder beweglich.
Achtung! Die zusätzliche Hitzetherapie sollte bei akutem entzündlichem Rheuma nicht angewendet werden, da sich die Entzündungszustände durch die Wärmeeinwirkung verschlimmern können. Hier kann die Einreibung auch bei Raumtemperatur durchgeführt werden.

Fallbeispiele

⊶ »Mein Mann hatte folgende Diagnose nach dem Röntgen beim Orthopäden: eingeklemmter Innenmeniskus, Korbhenkelriß rechts, Hoffa-Fibrose, Kreuzbandläsion. Behandlung: sofort abends Beinwellbrei-Umschläge. Nach vier Tagen: Wermutsalbe einmassiert, Ruhe und Wärme. Nach acht Tagen war der Meniskus nicht mehr eingeklemmt. Das Knie wurde mit Schafgarbenschutz operiert, der Arzt brauchte nur noch überschüssige Knorpel abzuschälen. Das Kreuzband mußte auch nicht operiert werden.«

⊶ Die 55jährige Patientin hat seit dem 12. Lebensjahr Rheuma und sitzt seit ihrem 33. Lebensjahr im Rollstuhl. Sämtliche chemischen Rheumamittel haben die Krankheitsentwicklung nicht aufgehalten: 43 Jahre Cortison, Voltaren, Resorchin und die Goldspritzenkur so lange, »bis ich todkrank war« (Leberentzündung, Gastritis). Die Knochenmasse hat sich so zurückgebildet, daß die rechte Hüfte vor vier Jahren ein künstliches Gelenk ohne Zement erhalten hat. In der Reha-Klinik werden alle Medikamente abgesetzt, und zu Hause wendet die Patientin täglich Wermutsalbe-Massagen vor dem Ulmenholzfeuer an, führt die hildegardische Goldkur durch und stellt die Ernährung konsequent auf Dinkelkost um. Dadurch werden die Schmerzen erträglich.

Ulmenholzfeuer und Massagen mit Wermutsalbe

Indikation: Gicht, Rheuma und Arthrose.

◆ *Herstellung nach Hildegard:* »Wenn einer von Gicht geplagt wird, mache er nur von diesem Holz ein Kaminfeuer und wärme sich sogleich an jenem Feuer, und zu jener Stunde wird ihn das Rheuma verlassen.«

◆ *Rezept: Ulmenholzfeuer*

Vor dem Kamin oder Ofen mit Ulmenholzfeuer sitzen. Diese »Feuermassagen« kann man noch verstärken durch das

Einmassieren mit Wermutsalbe an den schmerzhaften Gelenken (siehe oben). Die dunkelroten Strahlen des Ulmenfeuers scheinen das wirksame Prinzip zu sein, das in der Lage ist, die Ursachen für Rheuma oder Gicht zu kurieren.

Fallbeispiele

⊷ Die 65jährige Patientin wurde bereits einmal am linken Knie wegen einer Arthrose operiert. Nun litt sie schon wieder ein ganzes Jahr lang an rheumatoider Polyarthritis, besonders an Knieschmerzen rechts, die mit Cortison und Rheumaschmerzmitteln nicht weichen wollten. Eine erneute Operation stand bevor. Durch intensive und regelmäßige Massage im Wechsel mit Dachsleber- und Wermutsalbe vor dem Ulmenholzfeuer täglich über mehrere Wochen verschwinden die Schmerzen im Knie, und eine Operation ist nicht mehr notwendig.

⊷ Der 54jährige Gärtnermeister leidet immer wieder an durch Kälte und Nässe bedingten Ischiasschmerzen, die ihn bewegungsunfähig machen. Durch zwei- bis dreimaliges Einmassieren mit der Wermutsalbe vor dem Ulmenholzfeuer verschwinden die Schmerzen schlagartig.

Dachslebersalbe

Indikation: Gelenk- und Rheumaschmerzen, Muttermal (Melanom), Seiten- und Rückenschmerzen.

◆ *Herstellung nach Hildegard:* »Nimm die Dachsleber und das Herz, zerkleinere sie (im Mixer), und zerkoche sie im Wasser zu Brei. Dazu gib Dachsfett und Gichtbaumblätter sowie vom Stabwurzkraut weniger als Gichtbaumblätter, koche alles zusammen in diesem Wasser, und mache daraus eine Salbe. Das ist die beste Salbe gegen Rheuma und in ihren Gelenken aus dem Leim gegangene Knochen und gegen durch Rheuma zerstörte Gelenke. Wenn ein Mensch daran leidet, dann salbe er sich die Gelenke, wo es weh tut, und er wird geheilt. Auch wenn einer (Hinter-)Kopfweh hat, der reibe mit der gleichen Salbe den Nacken und seine Halswirbelsäule und Schläfen und Stirn. Wer Seiten- oder Rückenschmerzen hat, salbe sich dort, und es wird ihm durch ihre Vorzüglichkeit bessergehen. Auch krankhafte dunkle Stellen auf seinem Körper werden rein, wenn er sich dort mit dieser Salbe einreibt, weil sie alles Krankhafte am Menschen beseitigt.«

◆ *Rezept: Dachslebersalbe*
1 Dachsleber
1 Dachsherz
2 l Wasser
500 g schwarze Johannisbeerblätter (Gichtbaum)
400 g Stabwurzkraut
100 g Dachsfett
Leber und Herz im Mixer zerkleinern und eine Stunde im Wasser aufkochen. Anschließend die Kräuter und das Dachsfett hinzugeben, kräftig durchrühren und nochmals 5 Minuten aufkochen. Die Flüssigkeit abpressen, die Dachssalbe kalt schlagen und in Tiegel abfüllen. Mehrmals täglich die betroffenen Stellen damit einmassieren. Diese Salbe nimmt die Schmerzen und beseitigt Entzündungen.

Fallbeispiel
➾ Der Zeh war so geschwollen, daß er nicht mehr in den Schuh paßte. Nach mehrwöchigem Einmassieren mit Dachslebersalbe nimmt der Zeh wieder seine normale Größe an.

Tannensalbe

Indikation: Gicht, Rheuma, »Hirnwut« (Zorn), schwaches vegetatives Nervensystem, Magen-Darm-Schmerzen, Verkrampfungen, Kopfschmerzen bei Bluthochdruck (Schlaganfallgefahr), Nebenhöhlenentzündung, Schmerzen des Sonnengeflechtes.

◆ *Herstellung nach Hildegard:* »Wenn der Tannenbaum grünt und noch nicht an Saft verloren hat, wie es im März oder auch (noch) im Mai der Fall ist, dann nimm von seiner Rinde und von seinen Nadeln und auch von seinen jungen Zweiglein, und schneide es ganz klein, und koche es stark in Wasser, bis ein (dickliches *[spissum])* Extrakt daraus wird. Dann füge Butter aus der Kuhmilch im Mai (Mai-Kuhbutter) dazu, (koche es auf) und seihe durch ein Tuch und mache so eine Salbe daraus ... Wenn jemand im Magen oder in der Milz (Schmerzen) leidet, dann reibe ihn zuerst – wegen seines Herzens – über dem Herzen ein und dann sogleich über dem Magen, wenn es dort weh tut, oder über der Milz, wenn sie leidet, und die Salbe durchdringt infolge ihrer Stärke die ganze Haut, so daß er rasch geheilt wird.« (PL 1233 B)

◆ *Rezept: Tannensalbe*
50 g Frühlingstannennadeln, -rinde und -holz
25 g Salbeiblätter
250 ml Wasser
100 g Mai-Kuhbutter
Tannennadeln, -rinde und -holz mit Salbeiblättern klein schneiden und mit Wasser zu Brei kochen. Mit Butter unter ständigem Rühren zusammenschmelzen, kalt rühren, vom Wasser abtrennen und im Salbengefäß im Kühlschrank aufbewahren. Man massiert zunächst das Herz und anschließend das Sonnengeflecht ein. Bei Kopfschmerzen kann man auch Schläfen und Stirn und den ganzen Kopf mit der Tannensalbe einmassieren. Sie hat sich auch zur Beseitigung von Stirnhöhlen- und Kiefernhöhlenschmerzen bewährt, wobei man äußerlich einmassiert. Selbst die Nasenlöcher kann man mit der Salbe behandeln.

Fallbeispiel
➾ Die 68jährige Patientin litt bereits zwanzig Jahre lang an rheumatischen Herzschmerzen. Die Blutsenkungswerte

(Senkungsgeschwindigkeit der Blutkörperchen) waren ständig erhöht, sie lagen bei 50/80. Zwei Monate nach dem hildegardischen Aderlaß, Großer Herzkur und Tannensalbenbehandlung beträgt die Blutsenkung nur noch 10/40. Durch die Massage mit der Tannensalbe verschwinden die Herzschmerzen und treten seitdem nicht mehr auf.

Lorbeeröl

Indikation: Universalöl bei Rheumatismus, Arthrose-, Rheuma-, Seiten-, ausstrahlenden Herzschmerzen, beim vertebragenen Herzschmerz (Wirbelsäule), bei Magen-, Narben- und Schulterschmerzen.

◆ *Herstellung nach Hildegard:* »Presse das Öl aus den Lorbeerfrüchten, und wo dich an deinem Körper das Rheuma plagt, dort reibe dich damit ein, und es wird dir bessergehen. Wenn du zu diesem Öl noch ein Drittel Saft vom Sadebaum oder ein Drittel vom Buchsbaum zufügst, wird das Öl noch stärker und durchdringt die Haut rascher, um dich zu heilen, und das Rheuma wird dich verlassen ... Wenn du im Herzen Schmerzen hast, dann salbe dich dort damit ein. Ebenso salbe dich bei Schmerzen in der Seite und im Rücken ...«

◆ *Rezept: Lorbeeröl*

kaltgepreßtes italienisches Lorbeeröl, eventuell mit Sadebaumöl oder Buchsbaumsaft verstärken und Gelenke damit einmassieren. Das Lorbeeröl wirkt rasch und braucht meistens nur ein- bis zweimal angewendet werden, um Rheumaschmerzen zu beseitigen. Besonders gute Erfahrungen mit dem Lorbeeröl wurden bei der Linderung von Arthroseschmerzen in Knie, Hüfte und Schultern gemacht. Vermutlich wirkt Lorbeeröl wie ein »Radikalfänger«, der beim Durchtritt an das Bindegewebe die Sauerstoffradikale wieder einfängt, die sich durch die überschießende Phagozytose vermehrt gebildet haben.

Achtung! Vor der Anwendung ein wenig Lorbeeröl auf dem Handrücken einmassieren, falls nach 5 Minuten eine starke Rötung auftritt, reagieren Sie auf Lorbeeröl allergisch und sollten es lieber nicht verwenden.

Fallbeispiel

➻ »Durch eine Ischialgie und Hüftschmerzen links und rechts hatte ich keine Kraft mehr in den Beinen. Die Schmerzen schossen bis in die Zehenspitzen. Durch Einmassieren mit Lorbeeröl verschwinden sie.«

Rosenöl-Olivenöl

Indikation: Rheumaschmerzen, Krämpfe und Neuralgien.

Die Wirkung des Rosenöl-Olivenöls geht vor allem auf das darin enthaltene Vitamin E zurück, das sogenannte Tokopherol ist ein Antioxidans und Radikalfänger. Beim häufigen Einreiben der Gelenke dringt das Olivenöl und damit das Vitamin E in die Synovialflüssigkeit der entzündlichen Gelenke, beseitigt die durch die überschießende Phagozytose entstandenen Sauerstoffradikale, so daß es zu einem deutlichen Rückgang der rheumatischen Symptome kommt. Man kann die heilende Wirkung dieses Rosenöl-Olivenöls durch ständiges Einmassieren sowohl bei der Arthritis als auch bei der Arthrose und selbst bei der Gicht nutzen.

◆ *Herstellung nach Hildegard:* »Wenn der Krampf einen Menschen irgendwo am Körper plagt, der nehme Olivenöl und reibe die Stelle, wo er leidet, damit kräftig ein. Wenn er kein Olivenöl hat, dann kann er auch eine andere wertvolle Salbe (Wermutsalbe) nehmen und sich damit einreiben. Wenn er aber gar nichts Derartiges hat, reibe er die Stelle kräftig, wo der Krampf auftritt, mit seinen bloßen Händen, und der Schmerz vergeht.«

◆ *Rezept: Rosenöl-Olivenöl*
1 ml reines Rosenöl
100 ml kaltgepreßtes Olivenöl
Rosenöl mit dem Olivenöl verschütteln, täglich die betroffenen Stellen einmassieren.

Salbeisalbe
Indikation: Rheuma, Koliken und Krämpfe.

◆ *Herstellung nach Hildegard:* »Man nehme Rosenblätter und halb soviel Salbei(blätter und -blüten) und gebe dazu ausgelassenes frisches Schweineschmalz. Das koche zusammen in Wasser und mache daraus eine Salbe. Und wo ein Mensch von einem Krampf oder von Rheuma *(paralysis)* geplagt wird, der salbe sich an genau dieser Stelle, und es wird ihm bessergehen.«

◆ *Rezept: Salbeisalbe*
20 g Rosenblätter
10 g Salbeiblätter mit Blüten
100 ml Wasser
100 g frisches Schweinefett
Rosenblätter mit Salbeiblättern zerkleinern und in 100 ml Wasser kurz aufkochen. Anschließend gibt man das Schweineschmalz hinzu, rührt nochmals kräftig durch, preßt das Wasser ab und verrührt alles zu einer Salbe. Mehrmals täglich einmassieren.

Stabwurzsalbe
Indikation: Gicht, Rheuma, Polyarthritis und akuter Rheumaschub mit »tobendem« Schmerz.

»Tobende« Schmerzen in einem Gelenk weisen nicht nur auf Gichtschmerzen, sondern vor allem auch auf Arthritis- und Polyarthritisschmerzen hin. Mit Gicht kann bei Hildegard hier die wirkliche Harnsäuregicht, aber auch ein akuter Gelenkrheumaschmerzanfall gemeint sein, wie er bei »tobenden«, »rasenden« Gelenkschmerzen einer chronischen Rheumaerkrankung auftritt.

◆ *Herstellung nach Hildegard:* »Wenn jemand in seinen Gliedern (Gelenken) von Gicht geplagt wird, nehme er reichlich Stabwurzkraut und hinreichend altes Schweinefett und ein wenig Olivenöl. Das lasse er zusammen in einer Pfanne erwärmen (Wasserbad). Dann lege er es warm auf das Gelenk, in dem die Gicht tobt, und verbinde es mit einem Verband. So soll er es oft tun, und die Gicht wird dort vergehen.«

◆ *Rezept: Stabwurzsalbe*
1–2 EL frisches Stabwurzkraut
100 g Schweinefett
50 ml Olivenöl
Kleingehacktes Kraut mit Fett und Öl im Wasserbad rühren und unter Rühren abkühlen lassen. Die Stabwurzsalbe wird mehrmals täglich über den Schmerzstellen einmassiert.

Fallbeispiele
➾ Der 67jährige Schuhmacher litt an einem Karpaltunnelsyndrom mit so starken Schmerzen in der Hand, daß er das Lenkrad seines Wagens nicht mehr halten konnte. Nach hildegardischem Aderlaß, Darmsanierung, Einmassieren mit Stabwurzsaft sowie Selleriesamenpulver auf Quittenbrot verschwinden die Schmerzen.
➾ »Mittel- und Ringfinger der rechten Hand sowie der Ringfinger der linken Hand waren sogenannte ›schnellende Finger‹, das heißt, bei der kleinsten Bewegung schlossen sich die Finger, und ich konnte sie kaum mehr öffnen. Es passierte mir mehrmals, daß ich die unglaublich schmerzenden Finger nicht öffnen konnte, selbst wenn ich versuchte,

die Arme unter einem warmen Bad zu entspannen. Die Schmerzen waren einfach grauenvoll. Ich zeigte die Hände zwei Ärzten, die mir beide das gleiche sagten – man könne nichts mehr machen. Das einzige sei eine Handoperation. Gott sei Dank ist mein innerer Spürsinn so stark entwickelt, daß ich diese Offerten gleich dankend ablehnte. Glücklicherweise hatte ich einen Verwandten zu Besuch, der mich schneeweiß vor Schmerzen nachts im Badezimmer sitzen sah. Er ist furchtbar erschrocken und hat mir die Finger nach zehn Minuten unterm Wasser öffnen können. Da er sehr praktisch veranlagt ist, nahm er zwei Socken, formte daraus Bälle und brachte sie so an den Problemfingern an, daß sie sich in der Nacht nicht mehr schließen konnten. Auch tagsüber benutzte ich ein Handgreifgerät, damit die Finger sich nicht mehr schlössen. Dann las ich das Buch *So heilt Gott* von Dr. Hertzka und dachte mir, daß dies genau das Richtige für mich sei, da nur Gott imstande ist, etwas wieder ›geradezubiegen‹. Dann verwendete ich auf Anraten Stabwurzsaft und rieb mir damit vor dem Schlafen die Hände ein. Diese Behandlung half sehr schnell. Seit einem halben Jahr brauche ich weder Sockenbälle nachts noch Gummibälle am Tag. Ich bin schmerzfrei, und die Finger bleiben dort, wo sie hingehören. Auch ohne Schmerzen führe ich die Anwendungen weiter durch und bin sehr dankbar, da ich sehr viel arbeite und gern Klavier spiele.«

Thymiansalbe

Indikation: deformierendes Gelenkrheuma, Gicht, Lähmung und Knochenmetastasenschmerzen.

◆ *Herstellung nach Hildegard:* »Wenn jemand von Gicht *(paralysis)* und von einem Stechen geplagt wird oder von jener Verseuchung *(pestis),* welche die Glieder eines Menschen so zerstört, als würden sie zerrieben und angenagt, der nehme Salbeiblätter und doppelt soviel Gartenwolfsmilch und dreimal soviel Thymian wie Gartenwolfsmilch und koche das in Wasser. Dann gebe er Ziegenfett dazu und zweimal soviel altes Schweinefett, und so mache er eine Salbe. Er salbe sich neben einem Feuer mit dieser Salbe kräftig ein, wo er Schmerzen hat. Und die Wärme des Salbei und die Wärme der Gartenwolfsmilch samt der des Thymians mit der Milde des erwärmten Wassers unter Beigabe der Wärme vom Ziegenfett und altem Schweinefett mindern die unrecht warmen und die unrecht kalten Säfte der genannten Leiden. Die gleiche Salbe tötet auch die *pediculi* (krebsauslösende Onkogene im Menschen), wenn damit eingerieben wird.«

◆ *Rezept: Thymiansalbe*
1 g frische Salbeiblätter
2 g Gartenwolfsmilch
3 g Thymianblätter
15 ml Wasser
10 g Ziegenfett
20 g Schweinefett
Die Gartenkräuter werden kleingehackt, in Wasser aufgekocht und mit dem Fett im Wasserbad zu einer Salbe verrührt, abkühlen lassen.
Die Schmerzpartien mehrmals täglich mit Thymiansalbe einreiben. Besonders bemerkenswert ist das Nachlassen von Knochenschmerzen bei Knochenmetastasen.

Eichelhähersalbe

Indikation: Schulter-Arm-Syndrom, Rücken- und Kopfschmerzen.

◆ *Herstellung nach Hildegard:* »Nimm den Eichelhäher, wirf Kopf und Eingeweide weg, rupfe ihn, und zerschneide den Körper, und koche ihn mit Bockshornklee und weniger Malve, Hirschmark und weniger Hühnerfett und Mai-Kuhbutter genausoviel wie von den anderen beiden Fetten gleichzeitig in Wasser. Schöpfe das oben schwimmende Fett ab, und bereite eine Salbe. Diese ist das Beste gegen Kopf-, Schulter- und Lendenschmerzen, aber auch gegen Unterleibsschmerzen, wenn du dich damit einmassierst. Und die starke Gicht wird weichen, und man wird sich wohler fühlen.«

◆ *Rezept: Eichelhähersalbe*
1 Eichelhäher, geköpft, gerupft und ausgenommen
30 g Griechenkleesamenpulver
20 g Malvenblätter
50 g Hirschmark
50 g Hühnerfett
100 g Mai-Kuhbutter
in 2 Liter Wasser aufkochen, vom Wasser abtrennen und zu einer Salbe verrühren. Die Salbe hilft sehr gut bei schmerzhaften Schulter-Arm-Schmerzen, kann aber sonst auch bei Kopf- und Unterleibsschmerzen eingesetzt werden.
Achtung! Der Eichelhäher steht in einigen Ländern unter Naturschutz.

Salbe des Hilarius
Indikation: Rheuma-, Gicht-, Seiten- und Rückenschmerzen.

◆ *Herstellung nach Hildegard:* »Die Salbe des Hilarius (315–367, ein Kirchenlehrer) hilft gegen den Schmerz auf beiden Seiten, wie stark es auch immer dort schmerzt, gegen Brustschmerzen und gegen die Gicht. Nimm die Blätter des Pfirsichbaums und eine gleiche Menge Sysemera, und zu einem Drittel der Sysemera nimm Basilikum und die gleiche Menge Wegerich wie Basilikum, und koche das mäßig in Wasser. Dann presse das Wasser durch ein Tuch ab, nimm Lorbeeröl, zweimal soviel Hirschfett und zu einem Drittel davon altes Schweinefett, und mische das alles mit dem Wasser unter leichtem Erwärmen, presse das Wasser ab, und mache daraus eine Salbe. Und damit salbe die schmerzhaften Stellen an Seite und Brust oder dort, wo die Gicht sitzt, und es wird ihm bessergehen.«

◆ *Rezept: Salbe des Hilarius*
20 g Pfirsichblätter
20 g Sysemera (Hederichkraut)
7 g Balsamkraut
7 g Wegerichblätter
250 ml Wasser
10 g Lorbeeröl
20 g Hirschfett
7 g Schweineschmalz
Die Kräuter in Wasser aufkochen, Lorbeeröl, Hirsch- und Schweinefett zugeben, Wasser abpressen und zu einer Salbe verrühren. Schmerzstellen mehrmals täglich einmassieren.

Mutterkrautsalbe

Indikation: stechende Rheuma-, Weichteilrheuma-, Unterleibsschmerzen sowie Seitenstechen.

◆ *Herstellung nach Hildegard:* »Ein Mensch, der an stechenden Schmerzen leidet, nehme Mutterkraut, zerstoße es gründlich zu Saft und gebe dazu ein wenig Kuhbutter. Dann reibe er es dort ein, wo er die Schmerzen hat, und er wird geheilt werden ... Es kommt auch öfter vor, daß die Gallensäure im Menschen überhandnimmt, wobei sie sich durch ihr Überhandnehmen im ganzen Körper des Menschen verteilt. Der Mensch leidet dann an stechenden Schmerzen, bis sich dieser Überfluß wieder beruhigt hat.«

◆ *Rezept: Mutterkrautsalbe*
20 ml Mutterkraut-Urtinktur
100 g Kuhbutter
Beides miteinander verrühren, Wasser abpressen und mehrmals täglich die Schmerzstellen damit einmassieren.

Rheuma-Gicht-Packungen

Wermut-Kopfpackung

Indikation: Gicht-, Unfallkopfschmerz und Kopfschmerz allgemein.

◆ *Herstellung nach Hildegard:* »Gib reichlich Wermutsaft in warmen Wein, und befeuchte den Kopf, wenn er schmerzt, ganz bis zu den Augen, den Ohren und dem Nacken abends, wenn du schlafen gehst, und bedecke den ganzen Kopf mit einer Wollmütze bis zum Morgen.
Und es nimmt dir den Kopfschmerz, der sich von der Gicht im Kopf erhebt, und vertreibt auch den inneren Kopfschmerz.«

◆ *Rezept: Wermut-Kopfpackung*
1 Likörglas Wermutsaft (in diesem Falle kann man Frühlingswermutsaft oder Wermutsaft der Firmen Kneipp oder Schoenenberger verwenden) mit 0,125 Liter warmem Wein mischen.
Man massiert damit den ganzen Kopf ein und bedeckt ihn über Nacht mit einer Wollmütze.

Eschenblätterpackung

Indikation: Gelenkrheuma, Bandscheibenschmerzen, Polyarthritis, Gicht, Arthrose- und Hüftschmerzen.

◆ *Herstellung nach Hildegard:* »Wenn jemand im Rücken, an der Seite oder an einem anderen Gelenk von rheumatischer Gicht geplagt wird, als ob alle seine Gelenke gebrochen oder zerstört wären, der koche Eschenbaumblätter in Wasser und lege den Kranken nackt auf ein Bettlaken, und nach Abschütten des Kochwassers wickle ihn in die noch warmen Eschenblätter von allen Seiten ein. Vor allen Dingen da, wo es am meisten schmerzt.«

◆ *Rezept: Eschenblätterpackung*
Ungefähr eine große Handvoll Eschenblätter pro betroffene Schmerzstelle mit 1/4 bis 1/2 Liter Wasser 5 Minuten abkochen, das Wasser abgießen und die warmen Kräuter 1 bis 2 Stunden als Kompresse auf die jeweilige Körperstelle binden. Das Ganze nochmals mit einer Plastikhülle einhüllen, um Fleckenbildung zu verhindern.
Achtung! Bei frischen Gelenkentzündungen, auch mit Fieber, kann man die Eschenblätterpackung lauwarm einsetzen (25 bis 30 °C) und stündlich wechseln, um dadurch die Entzündungen auszuleiten. Nach Ablauf der Entzündung, das heißt in der chronischen Phase, kann man eine heiße Behandlung mit gekochten Eschenblättern anwenden und sie mit der Wermutsalbenmassage vor dem Ulmenholzfeuer, den Rheumabädern und den Saunaanwendungen im Wechsel durchführen.

Fallbeispiel
➾ Die 48jährige Patientin leidet an Arthritis in den Fingern und am rechten Handgelenk. Durch den Chrysopras, Eschenblätterpackungen und eine Darmsanierung (gegen Candida) kann sie ihre Beschwerden in den Griff bekommen.

Weizenkörnerpackung
Indikation: rheumatische Kreuz-, Rückenschmerzen, Bandscheibenschaden und Lumbago.

◆ *Herstellung nach Hildegard:* »Wer im Rücken oder in den Lenden Schmerzen hat, koche Weizenkörner in Wasser und lege sie warm auf die schmerzende Stelle, und die Wärme des Weizens wird die Kräfte dieser Schmerzen verjagen.«

◆ *Rezept: Weizenkörnerpackung*
1 kg Weizen mit 3 Liter Wasser 15 Minuten aufkochen, absieben, die warmen Körner auf ein Frotteehandtuch aus-

breiten und sich mit dem jeweiligen Körperteil für 2 Stunden auf diese warmen (nicht zu heißen) Körner legen. Mit einem zusätzlichen Tuch die Packung befestigen, damit die Körner nicht herausfallen. Dazu auch warmen Galgantwurzelwein trinken.

Fallbeispiel
➡ Die 79jährige ehemalige Stadtdirektorin litt schon seit ihrer Jugend an Rückenschmerzen mit dem Gefühl, als breche der Rücken auseinander. Sie klagte ganz besonders über Ischiasschmerzen, die bis in den linken Unterschenkel ausstrahlten. Intensive Hildegard-Physiotherapie wie Ulmenholzfeuer-Massage, Schröpfen, Farnbäder, Eschenblätterpackungen werden im Hildegard-Kurhaus durchgeführt. Dabei hilft besonders die Weizenpackung. Alle chemischen Salben werden nach einer einwöchigen Rheuma-Gesundheitskur überflüssig.

Wegerichblätterkompresse
Indikation: Rheumaschmerzen, stechende Schmerzen, Bauchspeicheldrüsenschmerzen, tuberkulöse Stiche im Bauch bei Darm-, Nieren- oder Unterleibs-Tbc.

◆ *Herstellung nach Hildegard:* »Wer von stechenden Schmerzen ermüdet wird, koche Wegerichblätter in Wasser, und wenn er das Wasser abgepreßt hat, lege er die warmen Blätter auf die Stelle, wo es weh tut, und das Stechen weicht.«

◆ *Rezept: Wegerichblätterkompresse*
Eine Handvoll Wegerichblätter pro Körperstelle in 1/4 bis 1/2 Liter Wasser kochen, das Wasser absieben und die warmen Kräuter als Kompresse 1 bis 2 Stunden auflegen.

Petersilie-Weinraute-Olivenöl-Packung
Indikation: Harnsäuregicht, (Trinker-)Gelenkrheuma, Hexenschuß und Ischialgie.

◆ *Herstellung nach Hildegard:* »Ein Mensch, der weiches Fleisch hat und von zuviel Alkohol trinken an Gicht leidet *(gutta),* so daß seine Gelenke befallen sind, der nehme Petersilie und viermal soviel Weinraute und lasse diese in einer Pfanne mit Olivenöl heiß werden. Den noch warmen Pflanzenbrei lege er auf die Stelle, wo es ihm weh tut, binde sie als Kompresse fest, und es wird wieder besser.«

◆ *Rezept: Petersilie-Olivenöl-Weinraute-Packung*
10 g Petersilie und 40 g Weinraute in 50 ml Olivenöl erwärmen, durch ein Sieb geben und die noch warmen Kräuter als Kompresse eine Stunde auflegen.

Diptam-Hauswurz-Brennessel-Kompresse
Indikation: Universalheilmittel für Rheuma und Gicht, Schmerzen infolge Fehlernährung und falscher Lebensweise.

◆ *Herstellung nach Hildegard:* »Wenn irgend jemand an seinen Gliedern anfängt, lahm zu werden, soll er Diptam nehmen (den Pflanzenstengel aushöhlen und das Innere entfernen), in Wasser kochen und, während dies kocht, zweimal soviel Hauswurz, zweimal soviel Brennessel wie vom Hauswurz und dies alles im Wasser aufkochen.
Nachdem die Kräuter gekocht sind und das Wasser abgesiebt ist, soll er die warmen Kräuter auf das Gelenk und die betroffenen Körperglieder auflegen, und wenn sie kalt werden, soll er die Kräuter von neuem erwärmen und wieder auflegen und dies täglich wiederholen …
Auf diese Weise wird der Kranke geheilt, es sei denn, daß Gott es nicht will.«

◆ *Rezept: Diptam-Hauswurz-Brennessel-Kompresse*
1 geh. EL Diptamblätter
2 EL Hauswurz
4 EL Brennesselblätter
1 l Wasser
Alles kleinhacken und in der genannten Reihenfolge 3 Minuten kräftig aufkochen, absieben und die warmen Blätter als Kompresse auf das Gelenk binden. Nach dem Erkalten Blätter nochmals aufkochen. Täglich wiederholen, bis die Schmerzen nachlassen.

Bäder- und Saunaanwendungen

Die Wärmeanwendungen durch Bäder, Wasserwickel oder Sauna sind eine einzigartige Therapie, vor allem auch bei der chronischen, fortgeschrittenen Arthritis und Arthrose. Besonders die feuchte Wärme wird vom Rheumatiker sehr gut vertragen, und sie nimmt ihm die Schmerzen, die Steifigkeit, entspannt seine Muskeln und wirkt entzündungshemmend. Es gibt aber auch unerwünschte Wirkungen in der akuten Phase eines Rheumaschubes, wo Wärme nicht angewandt werden darf, weil es Infektionen und Entzündungen aktiviert und die Zerstörung des Bindegewebes vorantreiben kann. Saunahitze wird von dem chronischen Rheumatiker sehr geschätzt, weil sie, wenn sie vorsichtig und gezielt zum Einsatz kommt, zu einer Entspannung der Muskeln und Schmerzlinderung führt. Bei akuten Entzündungen oder bei Herz-Kreislauf-Schwäche sollte man allerdings keine Saunatherapie durchführen. Ähnliche Kriterien treffen für die Bädertherapie zu. Eine sehr wirksame und leichte Anwendung ist die Applikation mit feucht-warmen Wasserwickeln um die entzündeten Gelenke, die man 30 Minuten lang auflegen kann.
Die Kälteanwendungen in Form von Kaltwasserwickeln,

Wechselduschen mit kaltem und warmem Wasser können, ebenfalls gezielt und vorsichtig eingesetzt, akute rheumatische Entzündungszustände bessern, weil sie Schmerzen und Schwellungen beseitigen. Die Anwendung sollte die Dauer von 10 bis 15 Minuten nicht überschreiten. Eispackungen dürfen auf keinen Fall angewendet werden, weil sie die Prostaglandinsynthese und damit den Entzündungsprozeß anregen. Bei Durchblutungsstörungen darf ebenfalls keine Kältetherapie durchgeführt werden.

Farn-Rheuma-Kur

Indikation: Entgiftung des Bindegewebes bei rheumatischer Arthritis im Zustand von Schmerz- und Entzündungsfreiheit, Arthrose und Gicht.

◆ *Herstellung nach Hildegard:* »Wer vergichtet (rheumakrank) ist, der nehme den Farn, solange er (noch) grün ist, und koche ihn in Wasser, und er bade oft in diesem Wasser, und die Gicht wird weichen.« (PL 1148 B)

◆ *Rezept: Farn-Rheuma-Kur*

5 Farnwedel kleinschneiden, in 1 Liter Wasser 5 Minuten aufkochen, das Wasser absieben und in eine Badewanne mit 38 °C warmem Wasser gießen, 20 Minuten darin baden. Wenn man keinen frische Frühlingsfarn hat, kann man auch Farnsaft nehmen (zirka 10 ml auf ein Vollbad).

Achtung! Das Farnbad hat eine derart entgiftende Wirkung, daß die Toxine vorübergehend aus dem Bindegewebe in die Blutbahn übergehen, wodurch es zu einer zeitweiligen Rückvergiftung und eventuell sogar zu einer Verstärkung der bisherigen Symptome kommen kann.

Kornelkirschbad

Indikation: Jugendrheuma, rheumatisches Fieber und chronische Polyarthritis.

◆ *Herstellung nach Hildegard:* »Nimm von der Rinde, dem Holz und den Blättern der Kornelkirsche, und koche sie im Wasser aus, und mache daraus ein Bad. Wer vergichtet ist, es mag ein Kind sein oder ein junger Mensch oder auch ein Greis, der soll oft darin baden und sich oft mit diesen Blättern einwickeln. Man soll es im Sommer machen, wenn die Kornelkirsche noch grün ist. Einem jungen Menschen wird es bestens zur Gesundheit verhelfen. Doch einem alten Menschen wird es nützen, wenn auch nicht soviel wie einem Kind.«

◆ *Rezept: Kornelkirschbad*
200 g frische Kornelkirschblätter und -rinde in 2 Liter Wasser 15 Minuten aufkochen, absieben, dem 38 °C warmen Badewasser zusetzen und 20 Minuten darin baden. Zusätzlich kann man auch die kleingeschnittenen Kornelkirschblätter als Packung auf die Schmerzstellen als Kompresse auflegen.

Pappelrindenbad
Indikation: Gicht- und Rheumaschmerzen.

◆ *Herstellung nach Hildegard:* »Wer vergichtet ist oder einen kalten Magen hat (Gastritis), der nehme die Rinde vom Pappelbaum, solange sie noch grün ist, schneide sie in kleine Stücke und koche dieses in Wasser. Dieses Wasser gieße er samt der Pappelrinde in ein Bad und bade darin. Er soll es oft machen, und die Gicht wird ihn verlassen, und auch der kalte Magen wird wieder warm, und sie werden in beiden Arten von Erkrankungen Erleichterung haben.«

◆ *Rezept: Pappelrindenbad*
100 g frische zerkleinerte Pappelrinde mit 2 Liter Wasser aufkochen, ins 38 °C warme Badewasser geben und 20 Minuten lang darin baden. Der Wirkstoff des Pappelbades ist

die Salicylsäure, aus der die Pharmaindustrie das hochwirksame Schmerzmittel Acetylsalicylsäure (ASS bzw. Aspirin) synthetisiert hat

Maulbeerblätterbad

Indikation: Psoriasis(-Arthritis), juckender Hautausschlag (Krätze) und Allergie.

◆ *Herstellung nach Hildegard:* »Wer einen juckenden Hautausschlag hat *(scabies),* der koche Maulbeerblätter in Wasser und bade in diesem Wasser, oder er wasche sich in einem Dampfbad mit diesem Wasser kräftig ab. Er soll es oft machen, und seine Haut wird geheilt.«

◆ *Rezept: Maulbeerblätterbad*
3 Handvoll Maulbeerblätter in 3 Liter Wasser 10 Minuten abkochen, absieben und zum 38 °C warmen Badewasser geben. 20 Minuten darin baden. Die abgekochten Blätter können auch als warme Kompresse benutzt werden. Bisher hat es noch keinen Hautpatienten gegeben, der nicht die erstaunliche Wirkung dieses Bades gespürt hätte.

Fallbeispiel
➺ Der 64jährige Kaufmann litt seit 1975 an einer Netzhautablösung sowie seit zehn Jahren an Psoriasis-Arthritis an beiden Händen. Bei Streß und Aufregung verschlimmerte sich dieses Leiden, so daß er den Kunden kaum noch die Hand geben konnte. Nach einer Darmsanierung mit Bärwurz-Birnen-Honig wegen Candida und einer Aderlaßtherapie sowie vor allem nach Anwendung der Maulbeerblätterbäder oder -packungen kann uns der Patient bereits nach zwei Monaten die völlige Abheilung der linken Hand und die fast völlige Genesung der rechten Hand bestätigen. Auch haben sich der Gesamtzustand und die Stimmung erheblich gebessert, und die Sehschärfe des rechten Auges

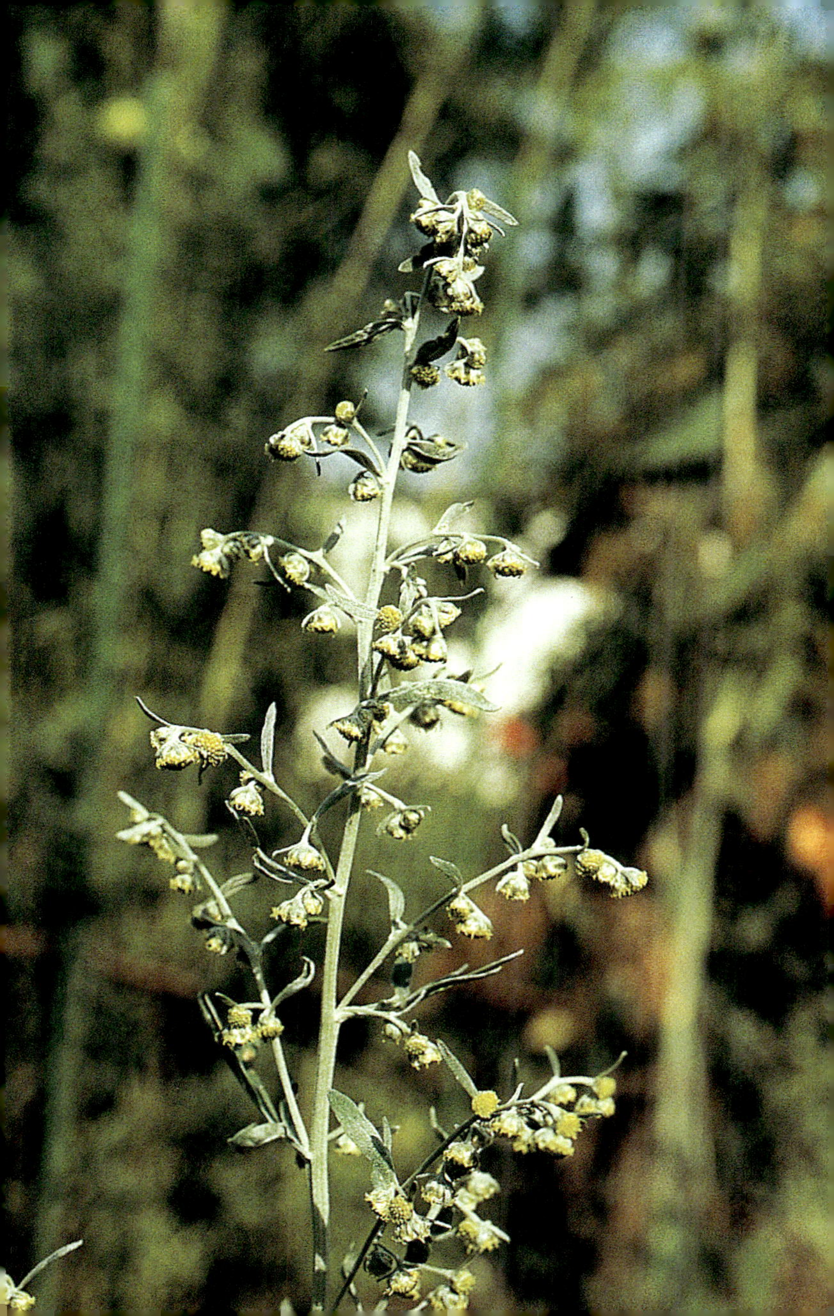

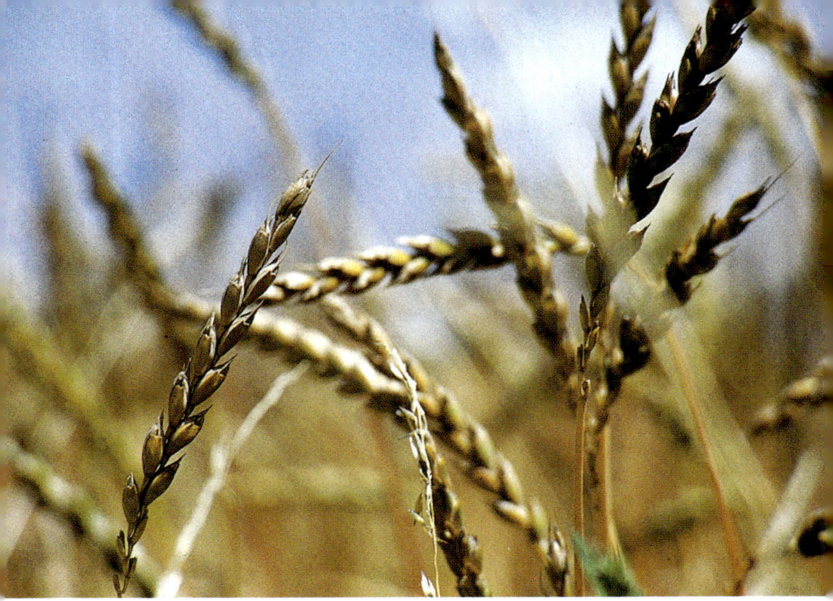

< *Vorhergehende Seite:* Wermuttrank aus dem Saft der Wermutpflanze als Universalmittel zur Entschlackung von rheumatischen Stoffen.
Oben und unten: Dinkel mit seinem Mineralienreichtum schützt vor Übersäuerung und Streß.

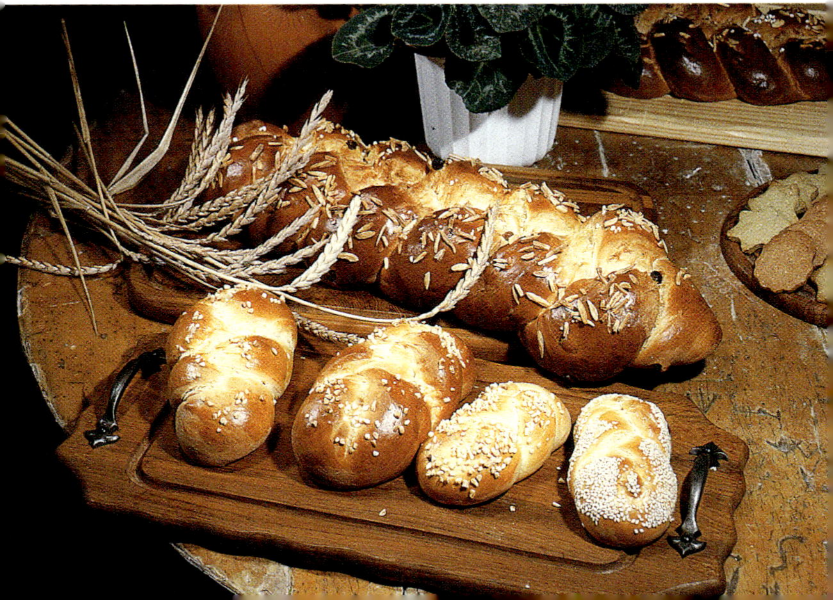

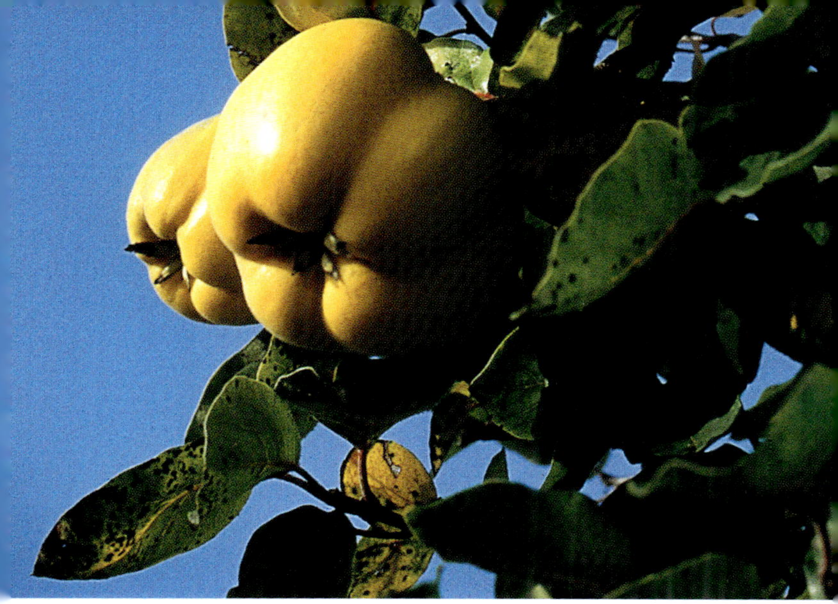

Oben: Quitten entfernen die gichtauslösende Harnsäure im Blut.
Unten: Der apfelgrüne Chrysopras treibt die Entzündungshitze aus den arthritischen (Finger-)Gelenken.

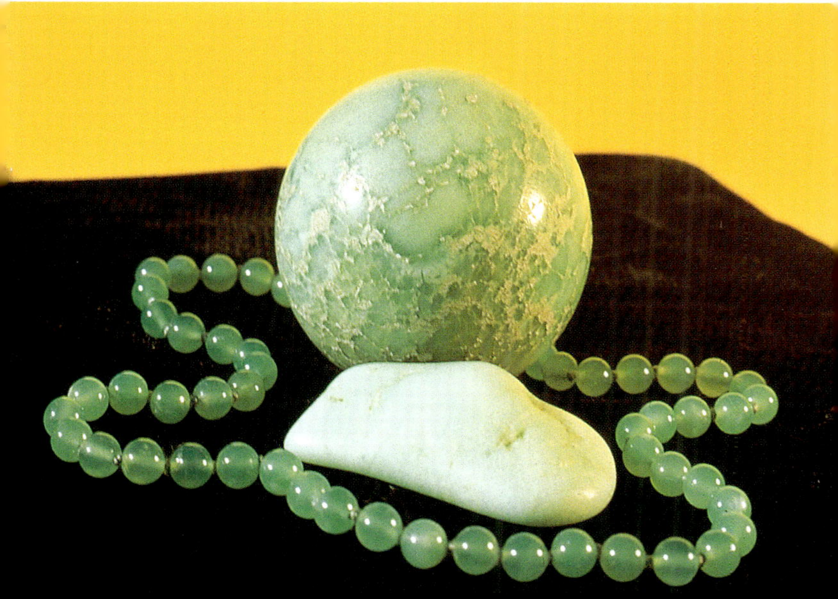

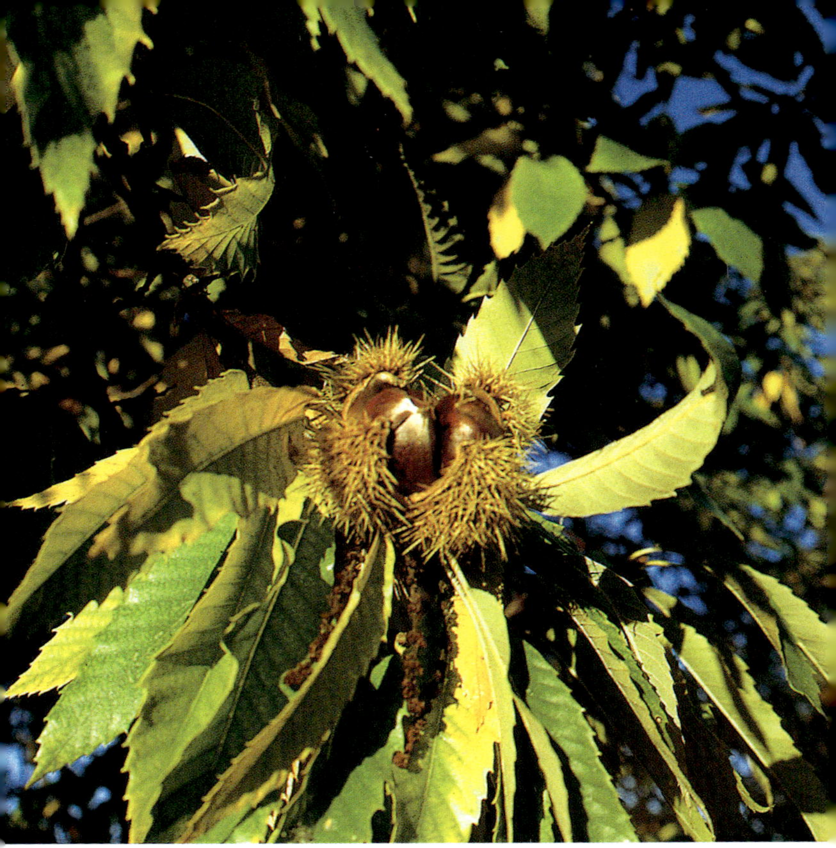

Oben: Mit einem Edelkastanien-Saunaaufguß kann man die Rheumastoffe über die Haut ausschwitzen.
Unten: Die Hildegardische Goldkur hilft gegen Polyarthritis.

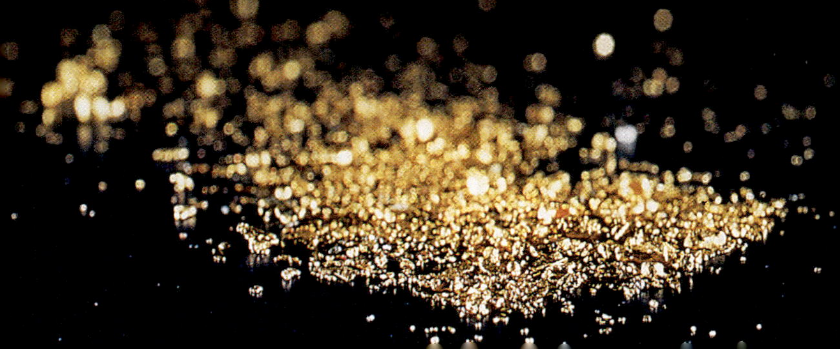

(mit der Netzhautablösung) ist fast zu 100 Prozent zurückgebildet. Die sporadisch auftretenden Augendruckschmerzen sind völlig abgeklungen.

Edelkastaniensauna
Indikation: Rheuma und »Zorn«.

Mit der Edelkastaniensauna werden die rheumaauslösenden Schlackenstoffe über die Haut ausgeschwitzt, und gleichzeitig gewinnt man durch die Geduld während des Saunierens nicht nur eine friedlichere »Gesinnung«, sondern es kann im Anschluß daran auch zu einem gesundmachenden Heilschlaf kommen. Die Anwendung wirkt vorbeugend und schmerzlindernd.

◆ *Herstellung nach Hildegard:* »Ein vergichteter Mensch, durch Paralyse ermüdet, der infolgedessen jähzornig ist – weil Rheuma immer beim Zorn dabei ist –, koche die Blätter, Fruchthülsen und die Edelkastanien selber in Wasser, und aus diesem Wasser bereite er einen Sauna-Aufguß, mache das oft, und das Rheuma in ihm wird vergehen, und er wird eine friedliche Gesinnung erhalten.«

◆ *Rezept: Edelkastaniensauna*
Die Blätter, Schalen und Früchte der Edelkastanie werden zerkleinert, in Wasser aufgekocht, abgesiebt, und der Extrakt wird steril abgefüllt. Von diesem Extrakt gibt man eine halbe Tasse zu einer halben Tasse Wasser und läßt die Mischung tropfenweise auf den heißen Saunasteinen in der Sauna verdampfen. Man sollte dreimal wöchentlich je drei fünfminütige Saunagänge einplanen.

Haferdampfsauna
Indikation: Rheuma- und Gichtschmerzen in Verbindung mit Psychosen.

Mit dieser Anwendung können Patienten behandelt werden, die nicht nur wegen Rheuma- oder Gichtschmerzen in Behandlung sind, sondern vor allen Dingen unter Psychosen leiden. Hildegard nennt diese Krankheit *amentia,* eine Folge der Schlaflosigkeit. In der Haferdampfsauna kann man ursächlich nicht nur seine Schmerzen loswerden, sondern es stellt sich wie von selbst ein natürliches Schlafbedürfnis ein. Dadurch erholen sich die Nerven und die Psychosen und Neurosen verschwinden auf natürliche Art und Weise.

◆ *Herstellung nach Hildegard:* »Aber wer an Gicht leidet und davon einen gespaltenen Geist und nichtige Gedanken hat, so daß er einigermaßen verrückt wird, der inhaliere in der Sauna Haferextrakt, und er tue das oft, und er wird wieder zu sich kommen und die Gesundheit erlangen.«

◆ *Rezept: Haferdampfsauna*
1 kg Hafer in 3 Liter Wasser 20 Minuten kräftig aufkochen, absieben und steril abfüllen. Von dem Extrakt eine Tasse tropfenweise in der Sauna verdampfen lassen. Man sollte ein- bis zweimal wöchentlich je drei fünfminütige Saunagänge durchführen.

Lindenwurzelerde-Sauna

Indikation: Gicht und Lähmungserscheinungen.

Mit dieser einfachen Saunaanwendung werden uns die Energien der Pflanzensäuren in den Lindenwurzeln zuteil, die in der Lage sind, das mineralische Erdreich aufzulösen, zu resorbieren und in organische feinstoffliche Verbindungen zu überführen. Es handelt sich bei diesem Vorgang um eine natürliche Umwandlung von anorganischer Substanz in organische Pflanzenstoffe.

◆ *Herstellung nach Hildegard:* »Wer vergichtet ist *(paralyticus),* nehme die Erde, welche um die Wurzel der Linde liegt, und werfe sie ins Feuer, und wenn sie glühend heiß ist, gieße er in der Sauna Wasser darüber und mache so ein Saunabad. Neun Tage sollst du das machen, und du wirst geheilt ... Denn die Erde gibt den Lindenwurzeln den Saft, und sie zieht auch das Saftige der Wurzeln in sich ein. Wenn sie glühend heiß gemacht wurde, damit sie das Faulige verliert, besänftigt sie die schädlichen Säfte *(noxi humores),* von denen die Lähmung ausgeht.«

◆ *Rezept: Lindenwurzelerde-Sauna*
100 g Lindenwurzelerde in einem Römertopf auf die heißen Saunasteine stellen und tropfenweise Wasser oder noch besser Edelkastanienextrakt auf die Erde träufeln lassen.

Nußwurzelerde-Sauna

Indikation: rheumatische Arthritis, Arthrose, Gichtfinger und Bechterew-Krankheit.

Es geht bei dieser Sauna um die Behandlung der rheumatischen Arthritis, der Arthrose und insbesondere um die Gichtfinger. Das »Zusammenziehen« in Hildegards Beschreibung deutet auf die Krümmung des Rückens bei der Bechterew-Krankheit hin.

◆ *Herstellung nach Hildegard:* »Und wer vergichtet ist, nehme die Erde, welche um die Wurzeln eines Nußbaumes sich befindet, und zwar ehe seine Nüsse reif werden. Diese Erde mache durch ein Feuer auf Saunasteinen heiß, mache damit ein Saunabad und gieße Wasser über die glühendheiße Erde, damit er von der Erwärmung in Schweiß gerät. Die Gicht, welche seine Glieder zusammenzieht und brechen will, wird verjagt. Seine zerbrochenen Gelenke werden geheilt.«

◆ *Rezept: Nußwurzelerde-Sauna*
100 g Nußwurzelerde in einem Römertopf auf die heißen Saunasteine stellen und tropfenweise Wasser oder noch besser Edelkastanienextrakt auf die Erde träufeln lassen.

Wirksame, aber seltener eingesetzte Rheumamittel

Mandragora

Indikation: als Universalmittel bei Rheuma-, Kopf-, Rükken- und Gelenkschmerzen.

Die Mandragora, ein stengelloses Nachtschattengewächs, gehört zu den sagenumwobenen Pflanzen, denen man im Mittelalter Zauberkräfte nachsagte.

◆ *Herstellung nach Hildegard:* »Wer durch irgendeine Krankheit Kopfschmerzen hat, der esse vom Kopfteil der Pflanze, wie immer er will, wenn er Halsschmerzen hat, nehme er vom Halsteil, wenn er Rückenschmerzen hat, von dem Teil ihres Rückens, wen der Arm plagt, der esse vom Arm, bei Handschmerzen von der Hand, bei Knieschmerzen vom Knie und bei Fußschmerzen vom Fuß. In welchem Glied er immer Schmerzen hat, der esse vom gleichen Teil der Pflanze, und es wird ihm bessergehen.«

◆ *Rezept: Mandragora*
Zur Vorbereitung als Schmerzmittel lege man die frische Wurzel für drei Tage in Quellwasser, um sie dann zu einer Tinktur zu verarbeiten. Wenn man die speziellen Heilwirkungen erzielen will, muß man die Mandragorawurzel, die wie ein kleines Männlein aussieht, in Teile schneiden und sich davon seine Heilmittel herstellen.
Solange wir die genaue Hildegard-Zubereitung noch nicht kennen, kann man auch das homöopathische Fertigprodukt

Mandragora e radice D1 als wirksames Schmerzmittel versuchen.
Bei Muskel- und Gelenkschmerz-Rheumatismus kann man zuvor einen Versuch mit Tabletten D3 wagen.

Christrose
Indikation: Rheumaschmerzen, Gicht, Kopfschmerzen und nachlassende Widerstandskraft.

◆ *Herstellung nach Hildegard:* »Ein Mensch, der schlechte und todbringende Säfte in sich hat, so daß sie in irgendeinem seiner Glieder als Schübe hervorsprudeln, der esse immer Christrose, und es wird ihm bessergehen. Wer von der Gicht sehr geplagt wird, der esse während der Erkrankung, und es wird ihm besser gehen.«

◆ *Rezept: Christrose*
Dreimal täglich eine Christrosentablette, homöopathisch Helleborus niger D4, vor dem Essen nehmen.
Achtung! Die Christrose oder der schwarze Nieswurz ist giftig und sollte nur in homöopathischen Verdünnungen verwendet werden.

Bachbunge
Indikation: Gicht und Rheuma.

◆ *Herstellung nach Hildegard:* »Und gegessen unterdrückt sie (die Bachbunge) die Gicht.«

◆ *Rezept: Bachbunge*
Einmal täglich 40 Tropfen des Saftes in Dinkelgrießsuppe verzehren. Man kann auch eine Handvoll frische Bachbungenpflanzen mit der Schere von den Wurzeln trennen, waschen, zerkleinern und wie Spinat in etwas ausgelassener Butter andünsten. Mit Zwiebeln abschmecken.

Kalmuswurzel-Bertram-Zimt-Pulvermischung
Indikation: als Universalheilmittel.

Wir haben lange Zeit gerätselt, welche Pflanzen sich hinter dem *byverwurtz* verbirgt. Ganz bestimmt nicht die Eberwurz oder die Carlina, die sogenannte Silberdistel, schon eher Hirtentäschel (Bursa pastoris). So haben wir uns entschlossen, die Kalmuswurzel (Calami rhizoma) einzusetzen, mit der wir sehr gute Erfolge erzielt haben, weil sie aufgrund ihrer Inhaltsstoffe eine sehr gute darmreinigende Wirkung hat.

◆ *Herstellung nach Hildegard:* »Pulverisiere die Kalmuswurzel *(byverwurtz)*, und nehme die Hälfte davon Bertrampulver und genausoviel Zimtpulver und mische es. Und nimm täglich von diesem Mischpulver auf Brot oder in warmem Wein, in Suppen, und du wirst bis zu deinem Tod an keinen großen und langen Krankheiten zu leiden haben. Kein Mensch meide dieses so zubereitete Pulver, weil, wenn er gesund ist und dieses Pulver täglich ißt, nicht lange im Bett liegen braucht, und wer krank ist, wieder gesund werden wird.«

◆ *Rezept: Kalmuswurzel-Bertram-Zimt-Pulvermischung*
20 g Kalmuswurzelpulver
10 g Bertrampulver
10 g Zimtpulver
Alles miteinander mischen, dreimal täglich 1 bis 3 Msp. ins Essen geben.

Baldrian-Katzenminzen-Pulver
Indikation: Gichtschmerzen und rheumatische Brustfellentzündung.

◆ *Herstellung nach Hildegard:* »Wer an Brustfellentzündung leidet oder an Gicht und Rheumaschmerzen, der pulverisiere Baldrian und füge etwas Katzenminzenpulver dazu und mache mit diesem Pulver und Dinkelmehl mit Butter einen Keks und esse den oft, und die Brustfellentzündung und die Gicht werden in ihm weichen.«

◆ *Rezept: Baldrian-Katzenminzen-Pulver*
10 g Baldrianwurzelpulver
5 g Katzenminzenpulver
100 g Dinkelmehl
1 EL Butter
Aus den Zutaten Kekse backen, einmal täglich 2 bis 3 Kekse essen.

Schlüsselblumenwein

Indikation: Lähmung und Rheuma.

◆ *Herstellung nach Hildegard:* »Wer an seinem ganzen Körper von Lähmung geplagt wird, lege Schlüsselblümchenkraut in einen Becher mit Wein, damit er davon den Geschmack annehme, und er trinke ihn häufig, und er wird geheilt werden.«

◆ *Rezept: Schlüsselblumenwein*
1 TL kleingehackte Schlüsselblumenblätter in $^{1}/_{4}$ Liter Wein über Nacht stehen lassen, der dann über den Tag verteilt getrunken wird.

Pflaumenbaumsaft

Indikation: Gichtanfälle, Gichtknoten, Fingerarthritis und Herpesbläschen.

◆ *Herstellung nach Hildegard:* »Nimm den Pflaumenbaumsaft, und wenn einem Menschen die Lippen anschwellen oder wenn er Gichtanfälle hat, dann befeuchte er vor dem Schlafengehen damit seine Lippen, wo es schmerzt, und dies tue er oft, und jener Schmerz wird aufhören. Wem die Finger und die Hände von Rheuma oder Gicht ständig zittern, der massiere seine Hände mit Pflaumensaft ein und binde sie mit einer Kompresse ein. Und jene Geschwulst wird verschwinden.«

◆ *Rezept: Pflaumenbaumsaft*
Am Pflaumenbaum bei zunehmendem Mond die Rinde aufritzen und für eine Woche den Saft in einem Glas auffangen (anschließend die Rinde mit Bast und Baumfett wieder schließen). Wie von Hildegard beschrieben anwenden.

Hirschleder mit Apfelbaumsaft

Indikation: Gicht- und Rheumaschmerzen in der Lendengegend und Rückenschmerzen

◆ *Herstellung nach Hildegard:* »Wenn jemand von der Gicht in der Nieren- und Lendengegend geplagt wird, lege er ein Hirschleder, getränkt mit Apfelbaumsaft, auf seine nackte Haut, und er wird sich besser fühlen.«

◆ *Rezept: Hirschleder mit Apfelbaumsaft*
Ungegerbtes Hirschleder mit Apfelbaumsaft durchtränken, den man bei zunehmendem Mond aus der angeritzten Apfelbaumrinde mit einem Glas aufgefangen hat (anschließend die Rinde mit Bast und Baumfett wieder zubinden). Wie von Hildegard beschrieben anwenden.

Weihrauchkekse

Indikation: Kopfschmerzen, Migräne, Gedächtnisschwäche, rheumatisches Fieber, Riesenzellarteriitis undVaskulitis.

◆ *Herstellung nach Hildegard:* »Nimm Weihrauchpulver mit etwas Dinkelweißmehl und auch etwas Eiweiß, und mache Kekse, trockne sie an der Sonne oder im Backofen, und bringe sie oft an deine Nase, und ihr Geruch stärkt dich und erhellt deine Augen und füllt dein Gehirn. Wer Kopfweh hat, so daß er meint, sein Kopf werde gespalten, der lege jeweils einen Keks an die beiden Schläfen und binde ihn mit einem Kopfband fest über Nacht, und der Kopfschmerz wird weichen.«

◆ *Rezept: Weihrauchkekse*
10 g gepulvertes Weihrauchharz, 100 g Dinkelweißmehl und 1 Eiweiß zu Teig kneten und an der Sonne oder im Backofen trocknen. An den Duftkeksen mehrmals täglich riechen bzw. sie auflegen.

Muskat-Iris-Galgant-Pulvermischung
Indikation: amyotrophe Lateralsklerose, Parkinson-Krankheit, Gehirnlähmung, Sinnesverwirrung, Schizophrenie *(paralysis in cerebro)* und Große Nervenkur.

◆ *Herstellung nach Hildegard:* »Wen die Gehirnlähmung plagt, der nehme Muskatnußpulver und zweimal soviel Galgantpulver und etwas Iriswurzelpulver und Wegerich im gleichen Gewicht mit etwas Salz. Daraus mache ein Süpplein, schlürfe es, und dies mache er ein-, zweimal am Tage, bis er geheilt wird.«

◆ *Rezept: Muskat-Iris-Galgant-Mischpulver*
10 g Iriswurzel, getrocknet und zerstoßen
10 g Breitwegerichwurzel, getrocknet, geschnitten, zerstoßen
30 g Muskatnußpulver
60 g Galgantwurzelpulver
Alles miteinander vermischen. Einen gestrichenen TL davon morgens ins Dinkel-Habermus (siehe Seite 174) geben.

Muskat-Nervenkekse
Indikation: siehe Muskat-Iris-Galgant-Mischpulver.

Muskatnuß hat eine psychotrope, verdauungsfördernde, entzündungshemmende, antibakterielle und auswurffördernde Wirkung.
Der Einsatz von Gewürzplätzchen bei Kindern mit Entwicklungsstörungen ist durchaus sinnvoll, da infolge von Schüchternheit, Gehemmtheit und Konzentrationsschwäche auch oft eine Herzschwäche oder ein Herzkrampf auftreten kann.

◆ *Herstellung nach Hildegard:* »Muskat hat große Wärme in sich und eine gute Mischung in den Kräften. Wenn ein Mensch Muskat ißt, öffnet es sein Herz, reinigt seine Sinnesorgane und bringt ihm etwas Geniales bei. Nimm daher etwas Muskatnuß in gleichen Teilen mit Zimt und etwas Nelkenpulver, und mache mit Dinkelmehl und etwas Wasser Kekse, und esse diese oft, und es nimmt die Bitternis (Gallensäure) aus deinem Herzen und (deinen) Sinnen, und es öffnet dein Herz und deine stumpfen Sinnesorgane, macht dich fröhlich, reinigt deine Sinne und mindert alle schädlichen Säfte in dir. Und es verleiht deinem Blut einen guten Saft und macht dich stark …«

◆ *Rezept: Muskat-Nervenkekse*
45 g Muskatnußpulver
45 g Zimtpulver
10 g Nelkenpulver
400 g feines Dinkelmehl
200 g gemahlene süße Mandeln
150 g Zucker
250 g Butter
2 Eier
$^1/_2$ TL Salz
Wasser nach Bedarf
Aus Muskat, Zimt und Nelken die sogenannte Nervenkeks-Pulvermischung herstellen. 50 g davon mit den restlichen

Zutaten zu einem Mürbeteig verkneten, zirka 3 mm dick auswalken und mit Formen ausstechen. Bei 180 bis 200 °C etwa 20 bis 25 Minuten backen.

Die Edelstein-Therapie der hl. Hildegard

Drei Edelsteine haben sich in der Hildegard-Rheumatherapie besonders bewährt: der Chrysopras bei Finger- und Zehenarthritis, die Jaspisscheibe bei Weichteilrheuma und der Saphir bei Kopfschmerzen durch Harnsäuregicht, ferner der Diamant bei Gicht und nach einem Schlaganfall.

Chrysopras

Indikation: Finger- und Zehenarthritis, Gelenkrheuma sowie Coxarthrose und Kniearthrose.

◆ *Anwendung nach Hildegard:* »Wenn ein Mensch an irgendeinem seiner Glieder von Gicht geplagt wird, der lege darüber auf die bloße Haut einen Chrysopras, und die Gicht wird vergehen.«

◆ *Anwendung: Chrysopras*
Als Scheibe auf die bloße Haut gelegt, hat sich der Chrysopras bei rheumatischen Erkrankungen außerordentlich bewährt. Die erkrankten Gelenke geben bei der Kühlung mit Chrysopras ihre Entzündungsenergie ab, wodurch die Schmerzen in wenigen Minuten nachlassen.

Fallbeispiel
➾ Die 60jährige Patientin litt an heftigen rheumatischen Entzündungsschmerzen in der Kniekehle, der Ferse, im rechten Knöchel und linken Zeh. Durch das Auflegen von Chrysoprasscheiben und Fixieren mit Leukosilk unter der Strumpfhose löst sich der Schmerz innerhalb von wenigen Minuten »in Luft« auf.

Jaspis
Indikation: Ischialgien und Weichteilrheuma.

◆ *Anwendung nach Hildegard:* »Bei wem sich im Herzen oder in den Lenden oder einem anderen Körperteil des Menschen Säfteunwetter erheben, das heißt Gicht, der lege einen Jaspis auf diese Stelle und drücke ihn fest an, bis er warm wird. – Und die Gicht wird weichen, weil die gute Wärme und die gute Kraft des Jaspis jene falsch-kalten und falsch-warmen Säfte zur Ruhe bringt.«

◆ *Anwendung: Jaspis*
Bei Weichteilrheuma, Neuralgie und Ischialgie mit einem Leukosilkpflaster auf die Schmerzstelle kleben und 1 bis 3 Tage tragen.

Fallbeispiele
➺ Eine Patientin erlitt vor kurzem einen schweren Gichtanfall, wobei die rechte Hand um das Doppelte von ihrer Normalgröße anschwoll und stark schmerzte. Nach Auflegen der Jaspisscheibe war die Hand am nächsten Morgen wieder völlig normal und schmerzfrei.
➺ »Wie in jedem Jahr bekam ich im September plötzlich Schmerzen im Lendenwirbelbereich. Alle Bemühungen, mit herkömmlichen Mitteln wie Einreibungen, Bestrahlungen und Schmerzmitteln eine Besserung zu erreichen, blieben erfolglos. ›Versuchsweise‹ und sehr skeptisch klebte ich mir für drei Tage und Nächte eine Jaspisscheibe mit Leukosilk auf die Schmerzstelle. Zu meiner Überraschung waren die Schmerzen nach drei Tagen verschwunden und sind bis jetzt nicht mehr aufgetreten.«
➺ »Meine Schwester hatte vor kurzem einen Gichtanfall, wobei die rechte Hand etwa doppelt so stark war wie sonst, verbunden mit starken Schmerzen. Nach Auflegen der Jaspisscheibe war die Hand am nächsten Morgen völlig normal.«

Saphir

Indikation: Kopfschmerzen durch Harnsäuregicht.

◆ *Anwendung nach Hildegard:* »Aber wenn ein Mensch als ganzer vergichtet ist (Harnsäuregicht), so daß er vor lauter Schmerzen im Kopf oder am übrigen Körper keine Geduld mehr haben kann, der nehme diesen Stein in seinen Mund, und die Gicht wird von ihm weichen.

◆ *Anwendung: Saphir*

Der Saphir wird für 15 Minuten in den Mund genommen. Er eignet sich besonders zur Beseitigung von ganz schlimmen Rheumaattacken und Gichtanfällen.

Diamant

Indikation: Gicht und zur Schlaganfall-Nachbehandlung.

◆ *Anwendung nach Hildegard:* »Wer vergichtet ist (arteriosklerotisch) oder einen Schlaganfall erlitten hat, das heißt jenes Angefallensein *(pestis),* das eine Körperhälfte befällt, so daß er sich nicht bewegen kann (Hämiplegie, Halbseitenlähmung), der lege den Diamanten einen ganzen Tag in Wein oder in Wasser und trinke die darüberstehende (Flüssigkeit), und die Vergichtung wird von ihm weichen, auch wenn sie so stark ist, daß seine Glieder (Gelenke) zu zerbrechen drohen. Und auch der Schlaganfall (Apoplexie) wird gemindert.«

◆ *Anwendung: Diamant*

Man legt einen (Roh-)Diamanten in eine Wasserkaraffe, übergießt ihn mit Wasser und läßt ihn mindestens 12 Stunden darin. Was der Kranke zum Essen oder Trinken braucht, wird aus dieser Karaffe entnommen, und die Karaffe wird wieder frisch mit Wasser aufgefüllt. Diese Therapie hat sich bereits mehrfach erfolgreich bewährt. Die Dauer beträgt jedoch mindestens ein halbes bis ganzes Jahr.

Basismittel gegen Gicht

Selleriesamen-Pulvermischung

Indikation: als Universalmittel gegen Gichtschmerzen, Gichtfinger und -zehen, Arthrose, Arthritis, Rheumaherde und Gliederzittern.

◆ *Rezept nach Hildegard:* »Doch wenn einer von Gicht so geplagt wird, daß er durch Zusammenziehen und Zucken des Mundes (Parkinson) geplagt wird und daß seine Glieder zittern und daß er sogar an seinen Gliedern verkrümmt *(contrahitur,* Arthritis), dann nehme er Selleriesamen und gebe dazu ein Drittel soviel Weinraute und noch weniger als Weinraute Muskatnußpulver und noch weniger als Muskatnuß und (schließlich) noch weniger als Gewürznelken Steinbrech(-Kraut) und mache aus all dem ein (Fein-)Pulver. Das Pulver soll er vor und nach dem Essen verspeisen, und das Rheuma wird von ihm ablassen, weil es das beste Mittel gegen Gicht ist. Denn auch wer von Gicht (Rheuma) geplagt wird, den verläßt das Rheuma, wenn er dieses Pulver ißt, so daß er keinen schweren Schaden (von Rheuma) nimmt.« (PL 1160 A)

◆ *Rezept: Selleriesamen-Pulvermischung*
60 g Selleriesamenpulver
20 g Weinrautepulver
15 g Muskatnußpulver
10 g Gewürznelkenpulver
5 g Steinbrech
Man nimmt 1 TL Selleriesamen-Pulvermischung auf Brot mit Quittenmarmelade und kaut diese Mischung kräftig durch. Bei schweren Gichtschmerzen kann man dies dreimal täglich wiederholen. Die Quitten wie auch die Selleriesamen senken den Harnsäurespiegel. Bereits nach kurzer Zeit lassen die Schmerzen nach, spätestens nach 8 Tagen.

Sonst handelt es sich um eine andere Krankheit. Die Kur dauert 6 bis 8 Wochen.

Es handelt sich hier um unser bestes Gichtmittel, eine echte Alternative zum Allopurinol, allerdings ohne dessen Nebenwirkungen

Fallbeispiele

➾ Die 59jährige Patientin litt seit drei Jahren an Gicht und Fingerarthritis mit dick geschwollenen Händen. Die Dinkelkost verbessert die Verdauung, und Aderlaß und Selleriesamen-Pulvermischung entschlacken und entgiften den Organismus so gründlich, daß die Schmerzen verschwinden und die Finger abschwellen.

➾ Bei dem Patienten war die ganze rechte Hand nach einem Gichtanfall hochgradig geschwollen. Der Arzt verschrieb Zyloric, worauf alles nur noch schlimmer wurde. Der Patient geht zu einem Hildegard-Therapeuten, der ihm die Selleriesamen-Pulvermischung verordnet. Bereits am zweiten Tag nach der Einnahme tritt eine spürbare Besserung ein, und letztlich heilt die Hand vollständig.

➾ »Ich litt an Gicht und Arthrosen der rechten Hüfte und des rechten Knies mit erhöhtem Blutdruck. Die praktische Ärztin forderte mich dringend auf, eine Hüftgelenksoperation durchführen zu lassen, und verordnete mir gegen die Schmerzen Diclofenac. Über die möglichen Nebenwirkungen war ich so erschrocken, daß ich mich zu einer ein dreiviertel Jahr dauernden Kur mit Naturheilmitteln entschloß, die mir aber auch nicht geholfen hat. Vor zwei Monaten stellte ich meine Ernährung auf die Hildegard-Küche um: Ich backe mir selber Dinkelbrot, koche die bevorzugten Gemüsearten und verwende gegen den Bluthochdruck den Petersilien-Honig-Trank. Gegen die Gicht- und Arthroseschmerzen klebe ich mir die Jaspisscheibe auf die Schmerzpunkte und verwendete regelmäßig zwei Monate lang die Selleriesamen-Pulvermischung. Die Schmerzen und der

Bluthochdruck verringern sich zusehends. Der Erfolg ist nach dieser kurzen Zeit so deutlich, daß ich wieder Mut schöpfe.«

➺ »Mein rechter Zeigefinger war einige Jahre aufgrund einer Fingergicht geschwollen und schmerzte mich Tag und Nacht. Er war zweimal so dick wie der linke, und jede Bewegung tat weh. Ich nahm die Selleriesamen-Pulvermischung morgens auf Quittenbrot, nachdem ich das Habermus zum Frühstück gegessen hatte. Nach anderthalb Jahren ist der Zeigefinger wieder fast so normal wie früher, und schon lange habe ich keine Schmerzen mehr.«

Gewürznelken

Indikation: echte Gicht, Podagra, Nierensklerose (Nierenwassersucht) und Kopfschmerzen (arteriosklerotischer Bluthochdruck).

◆ *Anwendung nach Hildegard:* »Oftmals schwitzt die Wärme des Knochenmarks Stoffe aus, die zu Podagra (Großzehengicht) führen können. Wenn dieses Leiden im Menschen zunimmt und er dann oft Gewürznelken kaut, marschiert die Heilkraft der Gewürznelken in das Mark jenes Menschen, vermindert die Podagra und sorgt dafür, daß sie sich nicht weiterentwickelt ...Wer am Kopf leidet, so daß ihm der Kopf brummt und fast schon taub ist, der esse oft Gewürznelken, und das Brummen im Kopf nimmt ab ... Kranke Eingeweide *(viscera)* schwellen manchmal bei Magen- und Darmschleimhaut-Entzündungen im Menschen an. Dadurch kann durch diese Anschwellung der Innereien Wassersucht entstehen. Wenn die Wassersucht schon merklich zu wachsen anfängt, dann esse er oft Gewürznelken, und diese räumen mit dem Ursprung der Krankheit auf. Denn die Heilkräfte der Gewürznelken gehen in die Innereien über, mindern deren Anschwellung und vertreiben so die Wassersucht.«

◆ *Anwendung: Gewürznelken*
Durch das tägliche Kauen von 3 bis 4 Gewürznelken verschwinden die Gichtschmerzen rasch, und auch die Schwellung der Gelenke bei rheumatischer Arthritis geht zurück.

Fallbeispiel
➾ Die 58jährige Gichtpatientin hatte Gelenkschmerzen. Der linke Zeh war dick und angeschwollen. Dazu kamen Wadenschmerzen. Eine Woche lang kaut die Patientin 3 Gewürznelken täglich, und nach dieser Woche sind die Gichtschmerzen verschwunden.

Bohnenkraut-Pulvermischung
Indikation: Gicht, Rheuma und Gliederzittern.

◆ *Herstellung nach Hildegard:* »Das Bohnenkraut ist mehr warm als kalt. Aber ein Mensch, der von Gicht geplagt wird, so daß seine Glieder ständig bewegt werden, der pulverisiere Bohnenkraut, und diesem Pulver gebe er weniger Kümmelpulver bei als Salbeipulver, und so mische er diese Pulver gleichzeitig in Honigwürze, und er trinke das oft nach dem Essen, und es wird ihm bessergehen.«

◆ *Rezept: Bohnenkraut-Pulvermischung*
30 g Bohnenkrautpulver
20 g Salbeipulver
10 g Mutterkümmelpulver
Nach dem Essen 1 TL davon einmal täglich in warmen Fencheltee geben, gesüßt mit 1 TL Honig und $^1/_2$ TL Rosenlakritzsaft (Rosenlakritz: Mischung aus 70 ml 30prozentigem Süßholzsaft und 30 ml Rosen-Urtinktur [Firma Jura]).

Fallbeispiel
➾ »Die Bohnenkraut-Pulvermischung gebe ich meinem Mann, der an Gicht und Parkinson leidet, jeden Tag. Er

fühlt sich wesentlich besser. Der Speichelfluß hat fast ganz nachgelassen. Ich gebe ihm auch Selleriesamen-Pulvermischung auf Quittenbrot. Diese Therapie ist für meinen Mann sehr hilfreich.«

Bertram-Pulvermischung
Indikation: Gicht, Rheuma, Ischialgie, Durchblutungsstörungen und Beinschmerzen.

◆ *Herstellung nach Hildegard:* »Wer in den Beinen oder seinen Füßen Rheuma spürt und Schmerzen hat, der schröpfe das Bein ... wenn das Leiden noch frisch ist ... Wenn es aber veraltet ist, nimm Bertram und von seinem Gewicht ein Drittel soviel wie Ingwer und weniger Pfeffer, und mache daraus ein Pulver, und iß das nüchtern. Nachher trinke Wein.«

◆ *Rezept: Bertram-Pulvermischung*
30 g Bertrampulver
10 g Ingwerpulver
5 g Pfefferpulver
Dreimal täglich 1 Msp. mit einem Likörglas Petersilien-Honig-Wein vor dem Essen einnehmen.

Fallbeispiel
➾ Die 70jährige Ordensschwester litt bereits fünf Jahre lang an Gicht und einer Nervenwurzelentzündung. Zwei verschobene Lendenwirbel drückten auf den Ischiasnerv. Die Durchblutung des linken Beines war gestört. Nach hildegardischem Aderlaß und Atmungs- und Haltungsgymnastik nach der Zilgrei-Methode verbessert sich die Lendenwirbelsäule. Mit der Bertram-Pulvermischung verschwinden die Schmerzen im linken Bein innerhalb von vier Wochen.

Goldwein
Indikation: Gicht, Sklerotisierung und rheumatisches Fieber.

◆ *Herstellung nach Hildegard:* »Weiterhin nimm reines Gold, und bringe es in einem Topf mit reinem Wein zum Glühen, damit dieser davon sich erwärme. Das mache er oft (täglich), und die Gicht wird von dir weichen ... Und wer Magenfieber hat (rheumatisches Fieber, Allergiefieber), der wärme mit glühend heiß gemachtem Gold reinen Wein, trinke ihn oft, und das Fieber wird ihn verlassen.«

◆ *Rezept: Goldwein*
Wir verwenden zur Herstellung des Goldweines einen hochkarätig vergoldeten Reisetauchsieder, um damit den Wein eine Minute lang aufzukochen.

Tausendgüldenkraut-Wein
Indikation: Gicht, Rheuma, Paralyse, Schlaganfall und Hörsturz.

◆ *Herstellung nach Hildegard:* »Ein Vergichteter *(paralyticus)* trinke oft Tausendgüldenkraut in Wein gekocht, und die Gicht wird in ihm weichen ... Wer von der Gicht so geplagt ist, daß ihm das Sprechen versagt (Zungengicht) oder ihm irgendein Gelenk versagt, der mische Wurzeln und Blätter des Tausendgüldenkrautes mit Hirschfett und mache mit Dinkelmehl einige Kekse, und diese esse er oft, und die Gicht wird unterdrückt.«

◆ *Rezept: Tausendgüldenkraut-Wein*
1 TL Tausendgüldenkraut in 1/4 Liter Wein eine Minute aufkochen, absieben. Ein- bis dreimal täglich ein Glas vor dem Essen bis zur Besserung trinken.

Schlehenaschenelixier
Indikation: Gicht, Sklerodermie, Lupus erythematodes, multiple Sklerose, Nervenleiden und Lähmung nach Schlaganfall.

◆ *Herstellung nach Hildegard:* »Ein Mensch, der vergichtet ist, so daß seine Sinnesempfindungen verschwinden und er davon unsinnig *(amens)* wird oder insofern seine Glieder zu lahmen anfangen, der nehme grünes oder dürres Schlehengesträuch mit Dornen, verbrenne sie allein (ohne andere Holzbeimischung) im Feuer. Mit der Asche davon mache er aus Gewürznelkenpulver und doppelt soviel Zimtpulver als Nelkenpulver unter Zugabe von gekochtem, reinem Honig, wobei die (Schlehen-)Asche das Nelkenpulver um ein Drittel übertrifft und entsprechend auch das Zimtpulver, mit Wein einen Läutertrank (Klartrank). Davon trinke er maßvoll nüchtern (auf leeren Magen), und nach dem Essen nehme er hinreichend davon. Das soll er oft machen, und die Gicht (das Rheumatische) wird von ihm gehen, so daß er seine Sinnesempfindungen wiedererlangen wird und den Gebrauch seiner Glieder wieder zurückerhält. Denn wertvoller als Gold ist dieser Trank. Der Schlehdorn hat nämlich eine scharfe und heftige Kalorität. Er soll deshalb zu Asche gemacht werden, daß seine Geschmackssubstanz von jeglichem schädlichem Schlier befreit wird, damit er milder wird. Denn sein Saftiges wäre zum Einnehmen viel zu heftig. Die Kalorität seiner Asche, mit jener der Nelken und des Zimts und des Honigs samt der Kalorität des Weines abgestimmt, räumt mit den unrichtig kalorischen und unrichtig frigidischen Humores auf, welche die Gichtanfälle *(gutta paralysis)* hervorrufen.« (PL 1243 D)

◆ *Rezept: Schlehenaschenelixier*
40 g Schlehenasche
30 g Gewürznelkenpulver

60 g Zimt
100 g abgeschäumter Honig
3 l Wein
Schlehenasche, Nelken und Zimt 5 Minuten in Honigwein aufkochen, absieben und steril abfüllen. 4 Wochen lang nimmt man 1 EL vor und 1 Likörglas nach den Mahlzeiten, macht dann 14 Tage lang Pause und wiederholt die Einnahme für 3 bis 6 Monate. Das Mittel muß langfristig genommen werden bei gleichzeitiger Umstellung der Ernährung auf Dinkel, Obst und Gemüse und absoluter Vermeidung von Rohkost.

Weinraute

Indikation: als Antioxidans und kapillarreparierendes Mittel bei Gicht, Vaskulitis, multipler Sklerose, Lähmungen, Depressionen, Wallungen, Zwischenblutungen, Diabetes, Hormonregulationsstörungen, Verdauungsstörungen, Gallenstau und Übersäuerung.

Weinraute gehört zu den Solitärdrogen, das heißt jenen Pflanzen, die auch für sich allein schon eine Heilwirkung haben. Dabei ist die frische Pflanze besser als die Weinrautentablette, die aber das ganze Jahr über erhältlich ist. *Amaritudines* heißt wörtlich: »Verbitterungen« und bedeutet bei Hildegard auch Übersäuerung, beispielsweise durch Gallensäure und wahrscheinlich auch Azidose, wie sie bei jeder Entzündung vorkommt.

◆ *Anwendung nach Hildegard:* »Wirkt stark im Bereich der Wasseraufschwemmung *(humiditas)* und ist gut gegen Übersäuerung durch Gallensäure (Verbitterungen, *amaritudines),* die in jedem Menschen aufkommen, wenn die richtigen Stoffwechselsäfte versiegen. Doch wirkt die Weinraute besser und nützlicher, wenn man sie roh ißt, als wenn man sie getrocknet und gepulvert hat. Wenn man Weinraute ißt, löscht sie die unrechten Hitzewallungen des Blutes im Menschen, denn die Wärme der Weinraute schwächt die unrechte Wärme der Schwarzgalle und neutralisiert die unrechte Kälte der Gallensäure. Darum wird es einem melancholischen Menschen bessergehen, wenn er Weinraute nach dem Essen nimmt. Aber auch wer sonst eine Speise ißt, wonach er Schmerzen bekommt, der soll dagegen Weinraute essen, und er wird weniger zu leiden haben.«

◆ *Anwendung: Weinraute*
3 bis 4 Weinrautenblätter oder eine Weinrautetablette nach dem Essen nehmen.

Ameisensäure
Indikation: Harnsäuregicht, Gicht- und Rheumaschmerzen.

◆ *Anwendung nach Hildegard:* »Wer einen Überfluß an Fehlsäften *(mali humores)* hat (das heißt Gicht), der nehme einen Ameisenhaufen (mit den Ameisen) und koche ihn in Wasser und stelle so ein Bad her und steige in dieses Badewasser hinein und tauche bis zum Kopf unter und bedecke den Kopf mit einem Waschlappen, der mit diesem Badewasser befeuchtet ist. (Denn wenn er den Kopf ins Badewasser hielte, könnte er von der Stärke der Flüssigkeit leicht Schmerzen bekommen.) Er soll das oft machen, und die Gicht wird von ihm weichen.«
Achtung! Die rote Waldameise steht unter Naturschutz. Wir können statt dessen aber genauso erfolgreich auch Ameisentinktur einsetzen. Der Wirkstoff ist die Ameisensäure.

◆ *Anwendung: Ameisensäure*
10 ml Formica-rufa-Urtinktur mit 2 EL Sahne (oder Milch) verschütteln und ins 38 °C warme Badewasser geben. 20 Minuten darin verweilen.

Schlehen in Honig

Indikation: Gicht, Rheuma und als Antioxidans für freie Radikale.

◆ *Herstellung nach Hildegard:* »Wenn du die Früchte des Schlehdorns mit Honig einlegst und so zubereitet ißt, wird die Gicht in dir vergehen ... Paralysis und Schlackenstoffe und Schleim *(livor)* nimmt es von deinem Magen-Darm weg.«

◆ *Rezept: Schlehen in Honig*
Schlehenfrüchte nach dem ersten Frost ernten, entkernen und in Honig einlegen. Mindestens 10 Tage stehenlassen.

Zedernfrüchte

Indikation: Gicht, Rheuma, chronische Ermüdung und Durchblutungsstörungen des Magen-Darm-Trakts.

◆ *Herstellung nach Hildegard:* »Wer vom Rheuma geplagt wird, der esse grüne Zedernfrüchte, und die Gicht vergeht. Oder mache die Zedernfrucht zu Pulver und gibt dieses Pulver in Wasser und trinke es oft nüchtern, und die Gicht (Rheuma) wird weichen.«

◆ *Rezept: Zedernfrüchte*
Grüne Zedernfrüchte mit Zitronenreibe zerkleinern und 1 bis 3 Msp. auf Brot mit Quittenmarmelade essen. Im Winter kann man auch die getrocknete Zedernfrucht zerkleinern und ebenso anwenden.

Basilikum

Indikation: Gicht, hochfieberhafte Malariaschübe, Schüttelfrost, Rotlauf, Zungenlähmung, Schlaganfall und Fieber.

◆ *Herstellung und Anwendung nach Hildegard:* »Wer starke Fieber hat oder Schüttelfrost, der koche Basilikumkraut unter Zugabe von Honig in Wein, siebe ab und trinke oft davon. Vor dem Essen nüchtern und nach dem Essen und nachts. Und die Fieber in ihm werden vergehen, und der Schüttelfrost wird geheilt. Denn die Kälte des Basilikums, durch die gute Wärme des Honigs ausgeglichen, besänftigt die Fieberschübe, seien es Tertiana oder Quartana.« Und: »Ein Mensch, der die Zungenlähmung hat, so daß er nicht mehr sprechen kann, lege Basilikum unter seine Zunge, und er wird die Sprache wiedererlangen.«

◆ *Rezept: Basilikum-Honig-Wein*
3 EL Basilikum in 1 Liter Wein und 150 g Honig 5 Minuten aufkochen, absieben und dreimal täglich ein Glas davon einnehmen.

Nahrung als Medizin

Die überwiegend fleischhaltige, fettreiche, ballaststoffarme und denaturierte Kost ist den modernen industrialisierten Gesellschaften zum Verhängnis geworden, denn 80 Prozent ihrer Bevölkerung leidet inzwischen an vor allem ernährungsbedingten, mehr oder weniger ausgeprägten chronischen »Zivilisations«krankheiten. Allein in Deutschland sind davon wie gesagt 25 Millionen Rheumatiker bzw. Gichtkranke betroffen, deren Leiden zu 80 bis 90 Prozent auf eine ungesunde Lebensweise sowie eine übermäßige und unausgewogene Ernährung zurückzuführen ist. Mit anderen Worten: Wir geben einen großen Teil unseres Einkommens aus, um uns krank zu futtern, und verschleudern wiederum Unsummen für teure Medikamente und den kostenintensiven medizinischen Betrieb.

Mit einer bewußten Auswahl der Nahrungsmittel können wir der Entstehung von Krankheiten vorbeugen, aber auch wenn wir bereits erkrankt sind, trägt eine gesunde Kost dazu bei, den Genesungsprozeß zu beschleunigen, ja macht ihn meistens sogar erst möglich. Doch daß »der Mensch ist, was er ißt«, wissen wir nicht erst, seit diese Weisheit im vorigen Jahrhundert formuliert wurde und durch die moderne Forschung längst bestätigt wurde. Schon Hildegard von Bingen hat vor 850 Jahren eine »Ernährungstherapie« entwickelt, die mit den neuesten Erkenntnissen der Diätetik übereinstimmt. Dabei wußte sie bereits, daß die richtige Auswahl von Essen und Trinken nicht nur zum Erhalt des körperlichen Gleichgewichts beiträgt, sondern auch unser seelisch-geistiges Wohlbefinden beeinflußt, was eine Grundvoraussetzung für Gesundheit ist.

Am meisten leiden wir an den Folgen von Ernährungs- bzw. Diätfehlern: den schädlichen Säften der Rohkost und der Küchengifte (zum Beispiel Erdbeeren, Pfirsiche, Pflaumen, Porree [Lauch], Nachtschattengewächse [z. B. Paprika, Auberginen, Tomaten], Kaffee, schwarzer Tee, Colagetränke und Schokolade). Nach Hildegard ist das Kochen aller Speisen, wozu auch die liebevolle Zubereitung von Salaten durch Beizen mit Essig, Salz, Knoblauch und Öl gehört, eine notwendige Voraussetzung für eine gute Verdauung.
Bei der Vorbeugung und Behandlung rheumatischer Erkrankungen werden Lebensmittel benötigt, die sowohl den Entstehungsprozeß von Entzündungen verhindern, weil sie den Magen und Darm vor Verletzungen schützen und gut verdaulich sind, als auch die Zellen gegen aggressive körpereigene Entzündungsstoffe schützen. Dazu gehören vor allem die Antioxidantien Vitamin A, C, E als »Radikalfänger«, Mineralien und einige Spurenelemente sowie die Bioflavanoide aus der kapillarabdichtenden Vitamin-P-Reihe, die in den roten und gelben Gemüse- und Obstfarbstoffen vorhanden sind.
Zur Behandlung von Rheuma spielt ein geordneter Stoffwechsel im Nervengewebe eine erhebliche Rolle. Dieser wird besonders durch den Mineralien- und Vitamin-B-Reichtum im Dinkel günstig beeinflußt. Durch eine konsequente Dinkelkost konnten bei zahlreichen Patienten erhebliche Mengen chemischer Schmerzmittel eingespart und die Rückfallquote bei wiederholten Schmerzschüben deutlich gesenkt werden. Auch beim Knochenstoffwechsel spielt der Mineralienreichtum des Dinkels eine entscheidende Rolle, besonders wenn er durch den Verzehr der Kalbsfuß(knochen)brühe ergänzt wird. Gicht als eine reine Stoffwechselstörung infolge eines erhöhten Harnsäurespiegels kann am besten durch eine purinarme Kost mit Dinkelgrießsuppe mit viel Gemüse vermieden und behandelt werden.

Der Mineralienreichtum von Dinkel, Obst und Gemüse neutralisiert nicht nur die rheumaauslösende Gallensäure, sondern schützt den Körper auch permanent vor der Übersäuerung seiner Zellen und damit vor rheumatischen Entzündungen.
Hildegard hat bereits aufs genaueste die feinstofflichen Energien und die Heilkräfte in den Lebensmitteln beschrieben, die sie »Subtilitäten« nannte. So stehen auch in der hildegardischen Rheuma-und-Gicht-Diät die Getreidearten Dinkel, Hafer, Roggen und Gerste, die richtige Auswahl von Obst und Gemüse sowie die Anwendung von Heilkräutern und Gewürzen im Mittelpunkt. Dazu kommt der gezielte Einsatz von Fisch, Leber und Fleisch als Beilage, die hier allerdings nur sehr bedingt Verwendung finden.

Die Heilkräfte im Dinkel

Das Erfolgsgeheimnis der Hildegard-Küche ist so einfach wie genial: Mit ein und derselben Dinkeldiät lassen sich die meisten ernährungsbedingten Krankheiten verhüten und heilen, soweit sie nicht zu weit fortgeschritten sind, aber selbst dann unterstützt sie die übrigen Therapiemaßnahmen. Die Heilerfolge bei Rheuma und Gicht sind in unserer Praxis zu 80 Prozent eindeutig auf die konsequente Umstellung auf Dinkel zurückzuführen.
Wir wurden seinerzeit auf dieses Getreide aufmerksam, weil nur ganz wenige Mittel bei Hildegard von Bingen eine vergleichbar hohe Wertschätzung erfuhren:
»Der Dinkel ist das beste Getreide, es wirkt wärmend und fettend, ist hochwertig und gelinder als alle anderen Getreidekörner. Wer Dinkel ißt, bildet gutes Fleisch. Dinkel führt zu einem rechten Blut, gibt ein aufgelockertes Gemüt und die Gabe des Frohsinns.«
Deshalb begannen wir vor dreißig Jahren mit der konse-

quenten Anwendung von Dinkel als Basisdiät bei der erfolgreichen Behandlung von folgenden Krankheiten:

- rheumatische Erkrankungen,
- Neurodermitis und andere Allergien, Nahrungsmittelallergien, Stoffwechselerkrankungen wie Diabetes mellitus und erhöhte Blutfettwerte,
- Magen-Darm-Krankheiten,
- Nervenleiden, Depressionen,
- Geschwulsterkrankungen, Krebs sowie
- Arzneimittelschäden, etwa durch Antibiotika und chemische Abführmittel.

Wir empfehlen fast jedem unserer Patienten, dreimal täglich Dinkel in einer beliebigen Form zu sich zu nehmen, zum Beispiel (die Rezepte finden Sie ab Seite 174):

- morgens: Dinkel-Habermus, Dinkelkaffee,
- mittags: Dinkelreis, Dinkelkernotto (geschälter Dinkel), Dinkelnudeln, Dinkelspätzle, Dinkelgrießsuppe mit Gemüse, Kopfsalat mit Dinkelkörnern,
- abends: Dinkelbrot mit vegetarischen Brotaufstrichen auf der Basis von Zwiebeln, Bohnen, Edelkastanien, Kichererbsen, Äpfeln oder Kürbissen.

Bisher wurde – von ganz wenigen Ausnahmen abgesehen – noch keine Dinkelunverträglichkeit, vor allem keine Dinkelallergie, beobachtet. Das ist ein besonders wichtiger Vorteil beispielsweise gegenüber dem Weizen, von dem die Weizen-(Gluten-)Allergie (Zöliakie/Sprue) bekannt ist. Neueste Forschungsergebnisse besagen, daß der Dinkel keine allergieauslösenden Proteine enthält, da er dank seiner guten Verwurzelung viel besser Umweltstreß aushalten kann. Weizen z. B. bildet allergieauslösende Proteine bei extremer Trockenheit und Nässe, UV-Bestrahlung sowie Blattlausbefall (persönliche Mitteilungen von Dr. Frank beim Hildegard-Symposium 1998 in Konstanz).

Dinkel hat außerdem eine große ökologische Bedeutung, denn die genügsame Pflanze benötigt zum optimalen Wachstum weder die chemischen Düngemittel noch Pestizide, Insektizide oder Halmverkürzer. Außerdem ist sie durch ihre Spelzhülle etwa zehnmal besser vor dem radioaktiven Fallout geschützt als Weizen, wie nach der Katastrophe in Tschernobyl 1986 zu beobachten war.

An zwei großen Dinkelsymposien der Universität Hohenheim wurden die Forschungsergebnisse über die Inhaltsstoffe dieses Getreides vorgetragen. Danach erfüllt der Dinkel alle Ansprüche, die man an ein modernes Diätetikum stellen kann:

- Dinkel enthält hochwertige, lebensnotwendige Eiweiße (12 bis 20 Prozent).
- Er ist reich an komplexen Kohlenhydraten (bis zu 75 Prozent) mit wertvollen Ballast- und Faserstoffen.
- Er enthält alle Mineralien und Spurenelemente, die für den natürlichen Knochen- und Gelenkaufbau notwendig sind und als Elektrolyte für eine normale Nervenleitfähigkeit von Herzmuskeln und Organen sorgen. Der Mineralienreichtum des Dinkels sorgt im Körper für eine stets genügend große basische Reserve, um den Organismus gegen Übersäuerung sowohl von innen wie von außen zu schützen.
- Im Dinkelkeim finden wir hochwertige Fette mit wertvollen ungesättigten Fettsäuren sowie den fettlöslichen Vitaminen A, D und E als Antioxidantien.
- Dinkel ist reich an den wasserlöslichen Vitaminen B_1, B_2, B_6 und sorgt im Organismus für die Produktion zahlreicher lebensnotwendiger Vitamine.
- Im Dinkel befinden sich noch weitere lebensnotwendige Vitalstoffe, zum Beispiel Thiocyanat, ein natürliches Universalheilmittel mit wachstumsfördernden, entzündungshemmenden, immunstimulierenden, antiallergischen und tumorhemmenden Eigenschaften.

Fallbeispiele

➻ »Bis vor kurzem litt ich chronisch an schweren Gichtanfällen durch Übersäuerung von Blut und Körper. Bei einem leichten Unfall riß mir dann eines Tages zusätzlich im rechten Knie der Außenmeniskus. In der Genesungsphase hatte ich viel Zeit zum Lesen; und während der Lektüre von Büchern über alternative Heilmethoden setzte bei mir allmählich ein Umdenken ein, das besonders meine Ernährung betraf. Inspiriert durch die Ernährungstherapie der hl. Hildegard, entschloß ich mich spontan, von nun an überwiegend Dinkel zu essen und meinen Alkoholkonsum auf Null zu setzen sowie auch meine übrigen Essensgewohnheiten völlig zu verändern. Seitdem sind meine Gichtanfälle verschwunden.«

➻ Die 77 Jahre alte Patientin litt an einer fortgeschrittenen Osteoporose mit Glasknochen, was unter anderem mit Tridin behandelt wurde. Nebenwirkungen waren vor allem Übelkeit und Brechreiz. Nach hildegardischem Aderlaß und Einsatz von Dinkelkost sowie Darmsanierung kommt es zu einer derartigen Verbesserung der Osteoporose, daß die chemischen Mittel abgesetzt werden können und sowohl im Röntgenbild als auch in der Knochendichtemessung keine Osteoporose mehr erkennbar ist.

➻ »Nach vier Monaten Intensivstation kam ich zur Rehabilitation in eine physikalische Station, wo mir die dortige Diätköchin vom Dinkel erzählte, den man in diesem Krankenhaus aus irgendeinem Grunde nicht anbieten konnte. Daher brachte mir meine Mutter täglich Dinkelsuppe, Dinkel-Habermus oder Dinkelgrießnockerln ins Krankenhaus. Ich nahm zusehends an Kraft und Beweglichkeit zu und konnte bald wieder auf meinen eigenen Beinen stehen. Selbst der Chefarzt wunderte sich über diesen schnellen Heilungserfolg. Ich bin überzeugt, daß mir der Dinkel geholfen hat.«

Die Heilkräfte in Hafer, Weizen, Gerste und Roggen

Die hl. Hildegard beschrieb aber auch die anderen gebräuchlichen vier Getreidearten Weizen, Hafer, Roggen und Gerste. Vor 850 Jahren formulierte sie Sätze, die ähnlich auch von der Reformbewegung unserer Zeit stammen könnten: »Der Weizen erwärmt den Menschen und ist so vollwertig, daß er keine Zusatzstoffe braucht. Wenn man das richtige Weizenmehl aus dem ganzen Korn herstellt, wirkt das Brot aus diesem Vollkornmehl für Gesunde und Kranke nur gut und führt den Menschen zu rechtem Muskelfleisch und rechtem Blut.« Weizenweißmehl und seine Produkte wie Brötchen, Nudeln oder Kuchen lösen Krankheiten aus und schwächen den Menschen. »Wenn der Müller … den Grieß der Weizenkörner aussiebt und man aus diesem weißen Weizenmehl Brot oder Brötchen backt, wird dieses Gebäck auf den Menschen krankmachender und schwächender wirken als Vollkornmehl. Dieses Mehl hat nämlich seinen Weizenwert verloren und bewirkt im Menschen weit mehr Verschleimung (Bronchitis und Katarrh) als das richtige Weizenvollkornmehl.« (PL 1129 A)
Entsprechend verschleimen Nudeln oder Pizzen, die aus Weizen hergestellt werden, denn: »Wer dagegen die Weizenkörner kocht und sie wie eine andere Speise essen will, der wird dadurch weder rechtes Fleisch noch rechtes Blut, sondern höchstens eine starke Verschleimung erhalten, weil eine solche Speise kaum verdaut werden kann.«
Hafer ist laut Hildegard fast so gut wie Dinkel, weil er den Frohsinn und die Gesundheit fördert. Kranke Menschen sollten allerdings keinen Hafer essen, weil er zu Verstopfung führen kann.
Roggen ist ein Schlankmacher für beleibte Menschen, weil mit Roggen die Pfunde purzeln. Dünne, schlecht durchblutete Menschen – besonders jene mit Gastritis – können Roggen nicht gut verdauen.

Die berühmte Berner Gerstensuppe taugt weder für Gesunde noch Kranke, da »Gerstengetreide eine auskühlende Wirkung hat, die frostiger und schwächender macht als alle anderen Getreidekörner. Gerste, als Brot oder Suppe gegessen, verletzt gesunde und ausgekühlte, kreislaufschwache Menschen, denn die Gerste hat nicht die Heilkräfte der anderen Getreidearten.« In flüssiger Form ist Gerste als Bier allerdings gut und bekömmlich, weil »Bier die Muskelpartien des Menschen wachsen läßt und es wegen der Stärke und Güte des Gerstensaftes eine schöne Gesichtsfarbe macht.« Dasselbe trifft auch auf Dinkelbier zu, das ein gutes Kräftigungsmittel für alle Kranken und Gesunden ist.

Die Heilkräfte im Gemüse

Bei der folgenden Auswahl handelt es sich nicht nur um solche Gemüsesorten, die bei Rheuma und Gicht heilend und vorbeugend wirken, sondern auch den Gesundheitszustand des gesamten Organismus fördern. Sie helfen dadurch ebenso, die speziellen Symptome zu verhüten und zu kurieren, die in diesem Buch beschrieben sind.

Bohnen

»Bohnen erwärmen und sind eine gute Speise für Gesunde und Kranke ... weil sie nicht soviel Schleim erzeugen wie Erbsen. Ganz besonders gut verdaulich ist Bohnenmehl, gut und nützlich für Kranke und Gesunde ...Wenn jemand an den Eingeweiden erkrankt ist, soll er die Bohnen in Wasser kräftig abkochen, etwas Butter oder Sonnenblumenöl dazugeben und warm essen, nachdem er die Bohnen vorher abgetrennt hat. Das soll er oft machen, und er wird geheilt.«
Wir verwenden in der Hildegard-Küche alle Bohnen, sowohl grüne, Stangen- oder Buschbohnen als auch weiße, schwarze, rote oder trockene Bohnen und Sojabohnen.

Edelkastanien

»Die Eßkastanie ist sehr warm und hat aufgrund ihrer Wärme große Kraft, da sie die *discretio* symbolisiert. Alles, was in der Kastanie ist, und besonders die Frucht ist nützlich gegen jede Schwäche, die im Menschen ist.«
Das Universalkräftigungsmittel Edelkastanie hat laut Hildegard wie der Dinkel und der Fenchel die Eigenschaften der *discretio,* »des rechten Maßes in allen Dingen«. Die Edelkastanie stärkt insbesondere die Abwehrschwäche bei stark fortgeschrittenem Krebs oder bei Aids.

Erbsen

»Erbsen sind nichts für Kranke, da sie die Krankheiten noch verstärken können … Erbsen sind kalt und führen zur Verschleimung. Die Lunge wird davon kurzatmig. Für Gesunde mit guter Durchblutung sind sie gut und machen sie draufgängerisch …« Aber: »Menschen, die schwache Eingeweide (Hämorrhoiden, Bruchleiden, Krampfadern) haben, wird es bessergehen, wenn sie oft eine warme Erbsensuppe schlürfen.«

Fenchel

»Und wie auch immer gegessen, roh oder gekocht, macht er den Menschen fröhlich und vermittelt eine angenehme Durchblutung, guten Körpergeruch und gute Verdauung. Wer Fenchel (Pulver oder Tabletten) täglich nüchtern ißt, dem mindert der den üblen Schleim und die Fäulnis in ihm, und er unterdrückt den üblen Mundgeruch.«
Fenchel ist eines der besten Mittel gegen zuviel Magensäure, die Hildegard als Schwarzgalle (Gallensäure) für alle Krankheiten verantwortlich macht.

Kichererbsen

»Die Kichererbse ist warm und angenehm und leicht zu essen, und sie vermehrt nicht die schlechten Säfte. Wer Fieber hat, röste die Kichererbsen über frischen Holzkohlen, esse sie, und er wird geheilt.«

Knoblauch

»Knoblauch hat die rechte Wärme, wächst und grünt aus der Kraft des Morgentaues. Er fördert die Durchblutung, und doch soll man Knoblauch maßvoll essen, damit er das Blut nicht zu stark erhitzt.« Knoblauch ist *das* Antipilzmittel in der Hildegard-Medizin.

Kürbis

»Zum Essen ist Kürbis sowohl für Kranke als auch Gesunde gut.« Der gelbe Farbstoff, Quercitin, gehört zur Vitamin-P-Reihe, die in der Lage ist, poröse Membranen abzudichten.

Meerrettich

»Wenn im März alle Pflanzen grünen, wird auch der Meerrettich weich, aber nur für kurze Zeit, und ist dann gut für Gesunde und Kräftige zu essen, weil er in ihnen die Lebenskraft durch gute Säfte kräftigt.«

Melde

»Gegessen bewirkt Melde eine gute Verdauung. Wenn in irgendeinem Menschen giftige Drüsen (Skrofeln) zu wachsen beginnen, dann bereitet er mit Melde (Spinat) und wenig Prieslauch als Melde und weniger Ysop als Prieslauch ein Mus und esse es, und die Skrofeln werden eintrocknen.« Wegen ihrer bekanntermaßen durchschlagenden Wirkung wird diese Pflanze im Volksmund auch derb »Scheißmelde« genannt. Mangold gehört zur veredelten Gattung der Melde. Das Blattwerk wird wie Spinat bereitet und hat einen herben Geschmack. Wenn man nur wüßte, was »Prieslauch« ist …

Mohrrüben

»Die Mohrrübe ist kalt und eine Wiederauffrischung für den Menschen.« Zu den Rüben gehören auch die Teltower Rübchen, die sich wegen ihres pikanten Geschmacks großer Beliebtheit erfreuen. Ihre Heilwirkung ist mit derjenigen der Mohrrüben vergleichbar. Die weiße Rübe oder Kohlrübe ist ebenso mit den Mohrrüben verwandt und wird wie diese zubereitet.

Pastinaken

»Pastinaken sind kalt und eine Erfrischung für den Menschen.« Pastinakenwurzeln sind ein beliebtes Wintergemüse.

Rettich

»Ein kräftiger, dicker Mensch wird vom Rettich ausgeheilt und inwendig gesäubert. Einem kranken und ausgetrockneten Menschen schadet er.«

Rote Bete

»Wenn sich aber irgendwann einmal der Körpersaft zu Geschwüren in der Haut erhebt, dann soll der Kranke Rüben essen, und das Geschwürbildende wird vernichtet.« Hier helfen die sogenannten Anthozyane, die poröse Darmschleimhaut abzudichten und freie Radikale einzufangen.

Salat mit Dinkelkörnern

»Der Gartensalat hat ein frostiges Prinzip. Unzubereitet gegessen, macht sein zu nichts tauglicher Saft das menschliche Gehirn leer und erfüllt Magen und Darm mit Krankheitsmaterialien. Wer Salat essen will, soll die Blätter erst mit Dill oder Essig oder Knoblauch abschmecken, so daß der Salat noch kurz vor dem Gegessenwerden Zeit hat, sich mit diesen Gewürzen zu durchtränken. Ißt man ihn so zubereitet, dann stärkt er das Gehirn und macht eine gute Verdauung.« Salat mit Dinkelkörnern enthält fast alle Vitamine, die der Mensch zum Leben braucht. Im Salat befinden sich die Vitamine A und C sowie Chlorophyll mit dem Magnesium als Zentralatom und der Dinkel deckt das übrige Vitaminspektrum weitestgehend ab.

Sellerie
»Gekocht schadet Sellerie nicht, sondern macht viele gute Säfte.«

Zwiebeln
»Roh gegessen, sind Zwiebeln so schädlich und giftig wie der Saft von Unkraut. Gekocht sind sie gesund, weil sie durch die Feuchtigkeit, die in ihnen vorhanden ist, Schadstoffe mindern. Für solche, die an Schüttelfrost und an Fieber leiden, ist die gekochte Zwiebel (Zwiebelsuppe) besonders gut. Magenkranke bekommen sowohl von rohen als auch von gekochten Zwiebeln Magenschmerzen, weil sie zu feucht sind.«

Die Heilkräfte in Kräutern und Gewürzen

Kräuter und Gewürze helfen durch ihre Inhaltsstoffe, die Verdauung zu verbessern, und die Riech- und Geschmacksstoffe fördern die Durchblutung: »Wenn der Mensch ißt und trinkt, dann lenkt ein im Menschen angelegtes Leitungssystem *(vitalis tractus rationalitatis)* den Geschmacksstoff … und den Duftstoff zum Gehirn und fördert seine Durchblutung, indem es dessen Gefäßwärme anfüllt … und auch das Herz, die Leber und die Lunge saugen von diesem Geschmacksstoff, dem Feinstoff und dem Duftstoff etwas in ihren Gefäßen auf, so daß sie davon angefüllt und ernährt werden wie ein alter, ausgetrockneter Darm, wenn man ihn in Wasser legt, davon weich und voll wird.« (CC 133,3)
Bei der folgenden Auswahl handelt es sich wie bei den Gemüsesorten nicht nur um Kräuter, die speziell bei Rheuma und Gicht helfen, sondern auch um solche, die den auslösenden Ursachen vorbeugen und die Begleiterscheinungen zu lindern vermögen (siehe auch die Kapitel über die Basismittel bei Rheuma und bei Gicht).

Bachbunge (Veronica beccabunga)
Indikation: Hämorrhoidalblutungen und Blutungsanämie.
Verwendung: die fleischigen frischen Blätter wie Spinat in wenig Wasser dünsten, mit Knoblauch und Salz abschmekken.
Wenn man keine frischen Pflanzen hat, kann man auch Beccabunga-Urtinktur mit Gemüse kochen: 40 Tropfen oder 1 TL ins warme Essen, 4 Wochen lang einmal täglich.

Bachminze (Mentha aquatica)
Indikation: Übergewicht, Verfettung, Völlegefühl, Blähungen, Magenkrämpfe und Verdauungsschwäche.
Verwendung: feingewiegte frische Blätter oder Pulver in Saucen, Suppen, Gemüsen und Fleischgerichten.
»Bachminze ist warm, aber etwas kalt, und kann mäßig gegessen werden. Wenn sein Magen von vielen Speisen und Getränken beschwert wird (auslösende Ursache für Rheuma) und daher dämpfig wird (Blähungen), der esse oft Bachminze roh oder gekocht in Gemüsesuppe oder Grießsuppen, und die Dämpfigkeit wird weichen, weil sie die fetten und warmen Eingeweide und seinen Speck etwas abkühlt und so die Dämpfigkeit gemindert wird. Und wer von einer kranken Lunge Atemnot bekommt, der speit Schleim aus und hustet bei der geringsten Bewegung. Wer vom Fett und vielen Speisen und Getränken dämpfig ist, der atmet nur schwer und speit keinen Schleim. Und so kann man unterscheiden, ob er lungenkrank ist oder zuviel gegessen hat.«

Beifuß (Artemisia vulgaris)
Indikation: Magen- und Zwölffingerdarmgeschwüre, Folgen von Ernährungsfehlern, Sodbrennen, Gastritis, Magenempfindlichkeit, Bindegewebsschwäche, Hämorrhoiden und Krampfadern.
Verwendung: frische, kleingewiegte Blätter oder 1 bis 3 Msp.

Beifußpulver in Geflügel-, Fleisch- und Fischgerichten mitkochen; Beifuß schmeckt auch in Kräutersuppen und Salat. Er hilft bei der Fettverdauung (etwa von Gänse- und Entenbraten).
»Das Saftige des Beifuß ist sehr nützlich. Wenn Beifuß gekocht in Gemüsen mitgegessen wird, heilt er die schwachen Eingeweide (Bindegewebsschwäche) und wärmt den kalten Magen (Gastritis).«

Bertram (Anacyclus pyrethrum)
Indikation: Verdauungsstörungen, als Resorptionsmittel, perniziöse Anämie, Folgen einer Fehlernährung, Diabetes, Dyspepsie, Verschleimung und Beinschmerzen.
Verwendung: 1 bis 3 Msp. über das Essen streuen oder mitkochen (für Saucen, Suppen, Dinkelgerichte, aber auch auf Brot).
»Einem gesunden Menschen ist Bertram gut zu essen, weil er die Schadstoffe im Blut mindert, das gute Blut mehrt und einen klaren Kopf macht. Einen Kraftlosen bringt es zu Kräften, wenn sein Körper schon fast versagt, und läßt im Menschen nichts unverdaut raus, sondern macht eine gute Verdauung ... Wie immer er gegessen wird, ist er nützlich und gut für Gesunde und für Kranke. Wenn er oft verzehrt wird, vertreibt er im Menschen das Kranksein und verhindert das Krankwerden. Beim Essen lockt er den Speichel im Mund hervor, weil er schlechte Säfte *(humores)* ausleitet und Gesundheit zurückläßt.«

Bohnenkraut (Satureja hortensis)
Indikation: Parkinson (Gliederzittern), Gicht und Rheuma.
Verwendung: zu grünen und trockenen Bohnen, Eintöpfen, Gemüsesuppen, Fisch, Lamm und Ziegenfleisch, Saucen und Salat oder Kräuter-Dinkel-Bratlingen geben. Frische Stengel und Blätter 5 bis 10 Minuten mitkochen.

Brennessel (Urtica dioica)

Indikation: Magenverschleimung (Gastritis) und als Blutreinigungskur im Frühjahr.

Verwendung: Wenn man frische Brennesseln, junge Triebe, hat, kann man daraus sogar ein Gemüse (wie Spinat) bereiten. Der Hildegard-Text läßt jedoch auch die Deutung zu, daß man Brennessel(pulver) anderen Speisen zusetzen sollte – auf alle Fälle aber nur gekocht bzw. mitgekocht. Da die Brennesseln in der Karwoche meist noch jung sind – ältere werden durch die holzigen Fasern ungenießbar –, ist eine Frühlingskur (Blutreinigungskur) mit einem »Gründonnerstag-Brennessel-Spinat-Omelett« zweckmäßig und jedem nur wärmstens zu empfehlen.

»Auf keinen Fall taugt die Brennessel roh gegessen, wenn sie aber im Frühling frisch aus der Erde sprießt, ist sie gekocht zu Speisen nützlich, weil sie den Magen und Darm reinigt und ihm den Schleim nimmt.«

Dill (Anethum graveolens)

Indikation: als Diätkur bei Rheuma.

Verwendung: Am besten ißt man Dill in Sauce, etwa in der Frankfurter Grünen Sauce, die schon Goethe schätzte. Dillsauce schmeckt vorzüglich zu gekochtem Fleisch und Fisch.

»Roh taugt er nicht zum Essen, weil er mehr von der Erdfeuchte als der Fenchel in sich hat, und er zieht sogar noch etwas von den Erdfetten an sich. Daher ist es schlecht für den Menschen, Dill roh zu essen. Dill macht den Menschen traurig, wie immer er gegessen wird. Wenn er aber gekocht gegessen wird, dann räumt Dill mit dem Rheuma auf. In dieser Form ist es also nützlich, Dill zu essen.«

Diptam (Dictamnus albus)

Indikation: Arteriosklerose und erhöhte Blutfettwerte.

Verwendung: täglich 1 TL Diptampulver über das Essen streuen, in Gemüsesuppen, Saucen und auf Kräuterbrot.

»Der Diptam hat die Kräfte des Feuers und des Steines in sich, weil er in seinen Kräften hart wie Stein ist … und er ist kräftig gegen Krankheiten, über die er das Übergewicht hat. Der Stein (die Arteriosklerose) wächst im Menschen von fetter Natur, und wenn er so zu wachsen beginnt, pulverisiere Diptam und esse dieses Pulver oft mit Dinkelbrot, und so hindert das den Stein am Wachsen. Der Mensch, in dem der Stein wächst, nehme Diptampulver in Weinessig, der mit Honig vermischt ist, und trinke das oft nüchtern, und der Stein in ihm wird zerbrochen. Und wer Herzschmerzen hat, esse Diptampulver, und der Herzschmerz wird weichen.«

Gelber Enzian (Gentiana lutea)

Indikation: Magenfieber und (Darm-)Allergien, die eine rheumatische Entzündung auslösen können, Herzdauerschmerz, Intensivschmerz und Herzschwäche.

Verwendung: 1 bis 3 Msp. Enzianpulver werden über heiße Dinkelgrießsuppe gestreut. Dann löffelt man zunächst den Enzian ab und spült ihn anschließend mit der Suppe hinunter, damit der bittere Enziangeschmack wieder vergeht. Ein- bis zweimal wöchentlich genommen, kräftigt der Enzian den Herzmuskel, so daß er nicht mehr schmerzt.

»Und wer ein Magenfieber hat *(febris in stomacho),* der trinke oft vom Enzianpulver in noch warmem, durch Eintauchen von glühendem Stahl warm gemachtem Wein, und das wird seinen Magen/Darm vom Fieber(stoff) reinigen.«

Galgant (Alpinia officinarum)

Indikation: Rheumaschmerzen, Ischialgie, Gicht, Herzschmerz, Herzschwäche und Angina-pectoris-Anfälle.

Verwendung: 1 bis 3 Msp. Galgantpulver verleihen besonders Fleischgerichten eine angenehme prickelnd-scharfe Würze und sorgen für eine gute Durchblutung und Vitalisierung. Quitten-Galgant-Konfekt mit 5 bis 10 Prozent Galgantanteil schmeckt sehr lecker und wirkt ähnlich wie der

reine Galgant, wobei der Zucker Energie für die Nervenzellen liefert. Galgant als Pulver oder Wurzelstücke kann auch für Marinaden, Kürbisgerichte und Obstsalate, Kompott und Marmeladen verwendet werden, wo es mit 3 bis 7 Prozent Anteil für eine natürliche Konservierung sorgt.
»Der Galgant ist ganz warm und hat keine Kälte in sich und ist heilkräftig. Ein Mensch, der ein hitziges Fieber in sich hat, pulverisiere Galgant und trinke dieses Pulver in Quellwasser, und er wird das hitzige Fieber löschen.«

Knoblauch (Allium sativum)
Indikation: Arteriosklerose, Bluthochdruck und zur Stärkung und Vitalisierung im Alter.
Verwendung: Trotz seines charakteristisch scharfen Geschmacks und seines leicht schwefligen Geruchs hat der Knoblauch mehr Freunde als Feinde. Der sparsame Umgang mit Knoblauch will jedoch gelernt sein – am besten von den Franzosen. Um einen Salat köstlich anzumachen, genügt es beispielsweise, eine Schüssel mit Knoblauch auszureiben. 1 bis 2 Zehen reichen aus, um einen Lamm- oder Rehbraten schmackhaft zu würzen. Alles gewinnt durch Knoblauch: der Gemüseeintopf, die Suppe, das Butterbrot.
»Hat die rechte Wärme und wächst und grünt aus der Kraft des Tages. Für Gesunde und Kränkliche ist er gesund zu essen. Man muß ihn roh essen, weil er beim Kochen wie verdorbener Wein schmeckt, denn sein Saft ist wohl abgestimmt und hat eine rechte Wärme, doch soll man ihn maßvoll essen, damit er das Blut des Menschen nicht zu sehr erhitzt.«

Mutterkümmel (Cuminum)
Indikation: Allergien, vor allem Lebensmittelallergie, die eine rheumatische Entzündung auslösen können.
Achtung! Bei Herzleiden darf Mutterkümmel nicht allein als Gewürz eingesetzt werden.
Verwendung: über das Essen streuen.

»Für einen kurzatmigen Menschen ist Mutterkümmel gut und nützlich zu essen und gesund, wie immer man davon ißt, weil die Wärme des Kümmels die verhockten Säfte löst, durch die der Mensch kurzatmig wird, und die sich von den Schadstoffen *(noxi humores)* herleiten, welche die Atmung schwer machen, weil das Herz die Lunge nicht mehr erwärmt ... Die angemessene Wärme des Mutterkümmels löst diese Säfte auf. Wer aber mit dem Herzen leidet, dem schadet Mutterkümmel, weil er das Herz nicht so richtig erwärmt ... für den Gesunden aber ist er gut, weil er zum klaren Denken führt und ihm Ausgeglichenheit einträgt und die Überhitzung (übersteigerte Sexualität) in ihm löscht ... Kümmel schadet aber den Kranken, weil er die Seuchen in ihnen aufscheucht *(pestis),* nur nicht bei denen, die an der Lunge leiden. Ein Mensch, der Käse essen will, soll darüber Mutterkümmel streuen, damit er davon nicht zu Schaden kommt, weil die wohlabgestimmte Wärme des Mutterkümmels die Folgen auflöst (Allergie), die von dem Käse ausgehen (Eiweißallergie).«

Petersilie (Petroselinum crispum)

Indikation: Fieber, Magenerkrankungen und als Universalheilmittel im Petersilien-Honig-Wein.

Verwendung: Petersilie ist das beliebteste Gewürzkraut und wird hierzulande vor allem in zwei Arten angeboten: mit glatten Blättern und mit krausen Blättern. Feingewiegte Petersilie paßt zu Salaten, Suppen und Eintopfgerichten. Petersiliensauce ist eine Delikatesse für Fleisch- und Fischgerichte. Das Kraut sollte nicht lange mitgekocht werden, weil es dann leicht seine Würze verliert. Wurzelpetersilie wird zur Verstärkung des Aromas in Suppen und Fleischgerichten mitgekocht.

»Die Petersilie ist von kräftiger Natur und hat mehr Wärme als Kälte in sich, und sie wächst vom Wind und von der Feuchtigkeit. Und sie ist für den Menschen besser und nützlicher roh als gekocht zu essen. Und gegessen mildert sie die Fieber, die den Menschen nicht erschüttern, sondern (ihn nur) leicht berühren. Jedoch im Geist des Menschen erzeugt sie Ernst … Aber auch wer Lauch ißt und davon Schmerzen hat, der esse sogleich Petersilie, und er wird weniger Schmerzen haben.«

Pfeffer (Piper nigrum/album)

Indikation: Appetitlosigkeit, psychisch bedingte Magersucht und »Milzsüchtigkeit«.

Verwendung: Durch die Inhaltsstoffe des Pfeffers wird nicht nur der Wohlgeschmack der Speisen erhöht, sondern auch der Appetit. Die Magensaftsekretion und damit die Verdauung werden angeregt. Der Organismus ist also imstande, die zugeführte Nahrung besser zu verdauen. Bei geringer Magensaftsekretion, geringem Salzsäuregehalt im Magen und wenig Verdauungsfermenten bleibt die Nahrung zu lange im Magen-Darm-Trakt und kann in Gärung geraten. Die Folge davon können Dyspepsie, Blähungen und Verstopfung sein. Als »Magensaftlocker« ist Pfeffer daher ein wichtiges Gewürz für eine gute Verdauung.

Achtung! Pfeffer nur zur Anregung des Appetits verwenden, sonst nicht.

»Wenn jemand verschroben ist (›milzsüchtig‹, spleenig) und er keinen Appetit auf Speisen hat, so daß ihm das Essen nicht freut, der esse in einer Speise etwas Pfeffer und auch noch etwas auf Brot, und seiner Milz geht es besser, und der Ekel vor den Speisen legt sich. Wenn jemand zuviel davon ißt, schädigt es den Menschen und bereitet ihm Pleurisie (Brustfellentzündung) und zersetzt in ihm die guten Säfte und macht die Säfte schlecht.«

Quendel (Thymus serpyllum)

Indikation: Akne, Hautausschläge, Neurodermitis, zur Blutreinigung.

Verwendung: Quendel alias Feldthymian kann wie Gartenthymian als Würze in Gemüseeintöpfen oder auch in Salaten verwendet werden.
Quendel mit roten Beten und einer Dinkelmehlsauce ist das beste Heilmittel für die entzündete Haut und einen porösen geschwürigen Magen-Darm-Trakt. Mit diesen einfachen Mitteln kann man verhindern, daß die Giftstoffe vom Darm in den Körper eindringen und den Rheumaschub auslösen. Interessanterweise gab uns Hildegard mit dem untenstehenden Text einen wichtigen Hinweis für die Therapie der Haut, die immer auch vom Darm her erfolgen muß, weil alle Hautleiden ihren Ursprung in einem gestörten Verdauungstrakt haben.
»Der Quendel ist warm und gemäßigt. Wenn ein Mensch krankes Fleisch (Gewebe) hat, so daß sein Fleisch wie räudig aufblüht, der nehme Quendel, esse es mit Fleisch oder Gemüse oft gekocht, und das Fleisch seines Körpers wird von innen heraus geheilt und gereinigt werden.«

Salbei (Salvia officinalis)
Indikation: Atemgeruch, Verschleimung durch Umweltgifte, Diätfehler, Infektionskrankheiten, Magengeschwüre, Blutbrechen und Gicht.
Verwendung: Die kleingehackten Blätter gibt man zu Suppen und Saucen, Fisch, Geflügel, Lamm und Wild. Hühnerleber, mit Salbei zubereitet, ist eine Delikatesse und ein Heilmittel gegen Blutarmut. Sogar ein Gebäck läßt sich aus Salbei zubereiten. Gottfried Keller schreibt über die »Salbei-Mäuschen«, von einer Schweizerin zubereitet: »Auch nahm sie eine Handvoll Salbeiblätter (5 Stengel), tauchte sie in einen Eierteig (4 EL Dinkelmehl mit einem Ei und 3 EL Dinkelbier zu einem zähen Teig verrühren) und buk sie in heißer Butter (oder Sonnenblumenöl) zu sogenannten Salbei-Mäuschen, da die Stiele wie Mäuseschwänzchen aussahen.«

»Und er ist nützlich gegen die kranken Säfte, weil er trocken ist. Denn roh und gekocht ist er gut für jenen zu essen, den schädliche Säfte plagen, weil er diese unterdrückt ... Wenn nun jener, der diese Krankheiten hat, etwas an Gicht leidet, dann koche er Salbei in Wasser und trinke, und die Säfte und der Schleim wird ihm vermindert.«

Thymian (Thymus vulgaris)
Indikation: Hautausschläge und zur Darmreinigung.
Anwendung: Aus dem untenstehenden Hildegard-Text geht klar hervor, daß man Thymian als Gewürz nie allein verwenden sollte, da er sonst den krankhaft permeablen Darm noch mehr schädigen würde. Erst in Verbindung mit anderen Gewürzen reinigt er den Darm von Fäulnisstoffen und Toxinen krankmachender Bakterien, Viren, Pilze und Darmparasiten. Äußerlich kann man den Thymian als Thymiansalbe bei Hautausschlägen anwenden.
»Der Thymian ist warm und trocken und nimmt, erst wenn gute Kräuter und Gewürze beigefügt sind (zum Beispiel Galgant, Quendel und Bertram), durch seine gute Wärme und seine Stärke Fäulnis und Schmerzen (im Darm) weg. Wenn er aber nicht gewürzt würde, würde er die (Magen-Darm-)Geschwüre durch seine Stärke auch noch durchlöchern und nicht heilen. Wer in sich eine Anlage zu Lepra hat (Hautausschläge), der würze diese Pflanze mit anderen feinen Heilkräutern und Wirkstoffen und salbe mit diesem Kräuterbrei die Hautausschläge (Magen-Darm-Geschwüre, Hautgeschwüre, Lepra), und so mindert diese Pflanze durch ihre wärmende Wirkung und Stärke die Fäulnis (Infektionskrankheiten) dieser Leprakrankheit, es mag eine Hautinfektion sein, gleich welcher Art.«

Ysop (Hyssopus officinalis)
Indikation: zur »Säftereinigung« von Magen und Darm, Leber, Lunge, Husten, zur Blutreinigung, als Krankendiät ge-

gen Depressionen und Traurigkeit (vielfache Ursache für Leber- und Magen-Darm-Leiden).

Verwendung: Gekocht oder als Pulver ist er als Gewürz nützlicher als roh für Geflügel, an Suppen und Saucen, Käsequark, Gemüseeintopf und Kalbsragout. Gibt würzige Strenge.

»Hat sogar eine so starke Eigenkraft, daß ihm nicht einmal ein Stein widerstehen und sein Wachstum hindern könnte, wenn sein Same dorthin gesät worden wäre. Wenn man Ysop oft ißt, reinigt er das krankmachende und stinkende Aufschäumen der Säfte, so wie die Hitze im Topf durch Aufschäumen reinigt. Daher ist Ysop gut für alle Speisen. Gekocht und gepulvert ist er nützlicher als roh. Als Gewürz macht er die Leber leistungsfähig und aktiv und reinigt auch die Lunge etwas. Wer an Husten und zugleich an der Leber leidet und von der Lunge her unter Keuchen (Brustwassersucht) leidet, esse Ysop in Fleischgerichten (Hühnchen) oder in Sauce, und es wird ihm leichter gehen. Würde man Ysop nur in Wein oder Wasser (als Tee) zu sich nehmen, schädigt er mehr, als daß er heilt.«

Zimt (Cinnamomum ceylanicum)

Indikation: »Fehlsäfte«, hormonelle Fehlsteuerungen, Stoffwechselstörungen (Harnsäuregicht), Diabetes und Malaria.

Verwendung: im täglichen Dinkel-Habermus, zu Milch und Mehlspeisen, Kompott und Kuchen (Lebkuchen). In kleinen Prisen zu Lamm- und Geflügelbraten. Ideal als Apfel-, Bratapfel-, Apfelsaftgewürz beim Fasten. Im Winter zu Glühwein und Punsch mit Zimtsternen.

»Der Zimt ist auch sehr warm und hat starke Kräfte und hält auch mäßige Feuchtigkeit in sich; aber seine Wärme (ist) so stark, daß sie jene Feuchtigkeit unterdrückt, und wer ihn oft ißt, (dem) mindert er die üblen Säfte und bereitet gute Säfte in ihm.«

Die Heilkräfte in Früchten und Nüssen

Äpfel

»Der Apfel wächst vom Tau, wenn dieser in seiner Vollkraft steht, denn aus diesem Tau, dessen Wirkung sich vom ersten Schlaf der Nacht bis beinahe gegen Morgendämmerung erstreckt, wachsen die erquickenden Äpfel. Weil sie von einem kraftvollen Tau schon ›vorgekocht‹ wurden, sind sie auch roh für gesunde Menschen gut zu essen.

»An apple a day keeps the doctor away.« So sagen die Amerikaner: Wer einen Apfel am Tag esse, brauche keinen Arzt. Denn die Äpfel enthalten zahlreiche Vitamine, Mineralien und Ballaststoffe, die dem Körper bei der Aufrechterhaltung der Gesundheit helfen.

Birnen

»Birnen sollen nicht roh gegessen werden, schon gar nicht von Kranken, da sie noch nicht vom Morgentau durchgekocht wurden. Deshalb verursachen rohe Birnen schädigende Säfte, weil sie aus dem bereits schwindenden Morgentau wachsen. Wer Birnen essen will, koche sie in Wasser oder dörre sie im Feuer (Kletzenbirnen). Gekocht sind sie noch gesünder als gedörrt, liegen aber dem Esser manchmal schwer im Magen, weil sie alles Faule im Magen freisetzen, wobei sie eine gute Verdauung bereiten und das Faule aus dem Körper ausleiten. Äpfel verdauen sich zwar leicht, räumen aber nicht mit den Fäulnisstoffen auf.«

Birnen sollen also überwiegend wegen ihrer Fähigkeit, den Magen zu »reinigen«, gegessen werden.

Brombeeren

»Die Brombeeren verletzen weder Gesunde noch Kranke und werden leicht verdaut. Sie haben aber keine besondere Heilwirkung.«

Datteln

»Wer Datteln gekocht ißt, bringt seinem Körper fast soviel Kraft wie durch Brot. Aber sehr leicht machen sie kurzatmig und beschwert, wenn man zuviel davon ißt.«

Feigen

Gesunde sollen keine Feigen essen, denn: »Sie zu essen taugen sie einem Gesunden nicht, da sie ihn gelüstig und aufgeblasen machen, so daß ihn der Ehrgeiz packt und die Habgier, so daß er sittlich haltlos wird ... Alle Fleischpartien fließen auseinander, und alle guten Säfte werden bös durcheinandergebracht. Einem geschwächten, körperlich heruntergekommenen Menschen sind Feigen gut zu essen, bis es ihm bessergeht, und nachher esse er sie nicht mehr.«

Himbeeren

»Denn Himbeeren sind kalt und brauchbar gegen Fieber. Wer Fieber hat und appetitlos ist, koche Himbeeren in wenig Wasser, lasse sie darin liegen und trinke diesen Himbeersaft morgens und abends und lege die in Wasser gekochten Himbeerblätter als Kompresse auf seinen Magen für eine Stunde. Das soll er drei Tage lang tun, und das Fieber wird weichen.«

Hagebutten

»Wer gesund ist oder am Magen-Darm erkrankt ist, koche die Hagebutte und esse sie oft (täglich). Sie reinigt den Magen und nimmt den Schleim. Wer aber schwer körperlich krank ist, sollte sie nicht essen, weil sie den Magen belastet.«

Johannisbeeren

»Johannisbeere ist sehr warm. Ihre Frische und Säfte kann man nicht alleine gebrauchen, solange sie nicht mit anderen Pflanzenaromen gemischt werden. Dann bekommen sie noch einen höheren Nutzwert.«

Hildegard nannte den schwarzen Johannisbeerstrauch auch den »Gichtbaum«, denn seine Früchte schützen gegen Rheuma und vor allem vor »Vergichtung« des Gehirns (Alzheimer- und Parkinson-Krankheit).

Kirschen

»Kirschen schaden einem Gesunden nicht, aber wenn ein Kranker oder jemand mit schlechten Säften davon ißt, bekommt er leicht Beschwerden. Damit man aber keine Beschwerden bekommt, trinke der Mensch sogleich einen Schluck guten Wein danach.«

Kornelkirschen

»Die Kornelkirsche verletzt keinen Menschen, denn sie reinigt und stärkt den schwachen und auch den gesunden Magen und fördert die Gesundheit.«
Auch diese Wildpflanze verfügt über starke Heilkräfte, die das Blut reinigen und die Abwehrkraft stärken. Die knallroten, weitverbreiteten, hagebuttenähnlichen Früchte enthalten einen Fruchtfarbstoff, der zur Vitamin-P-Gruppe (Flavonoide) gehört. Vitamin P ist ein wichtiger Schutz und Reparaturfaktor bei Entzündungen und Verletzungen der Schleimhäute und Blutgefäße, zum Beispiel Gastritis, Krampfaderleiden oder Vaskulitis.

Süße Mandeln

»Wer ein leeres Gehirn hat und eine schlechte Gesichtsfarbe und daher Kopfweh, esse oft süße Mandeln (täglich 5 bis 10 Stück), dem füllen sie das Gehirn und geben ihm eine gute Gesichtsfarbe zurück. Aber auch wer lungenkrank ist und an der Leber leidet, esse oft Mandeln roh oder gekocht, und sie kräftigen die Lunge, weil sie den Menschen in keiner Weise belasten, sondern ihn stärken.«

Mispeln

»Die Mispel ist für Kranke und Gesunde gut und nützlich.

Wieviel man auch davon ißt, weil sie dem Menschen die Muskeln wachsen läßt und sein Blut reinigt.«
Die Mispel ist eine heilkräftige Wildpflanze, die noch die Urkräfte der Natur enthält. Sie hat blutreinigende und stärkende Wirkung. Mispelmarmelade kräftigt und reinigt das Blut ebenfalls.

Orangen und Zitronen

»Das Essen von Orangen und Zitronen räumt im Menschen mit dem Fieberstoff auf.«
Wir wissen heute, daß die Wirkung der Zitrusfrüchte bei fieberhaften Infekten auf den Vitamin-C-Gehalt zurückgeführt werden kann. Dieses Vitamin ist an der Biosynthese der Nebennieren beteiligt und schützt vor Streßzuständen wie Infektionskrankheiten, Verletzungen, Verbrennungen, Blutverlust sowie bei starker körperlicher und psychischer Erschöpfung.

Quitten

»Quitten sind warm und trocken und haben eine feine Ausgeglichenheit in sich. Wenn sie reif sind, verletzen sie roh gegessen weder Kranke noch Gesunde. Sie helfen Kranken und Gesunden gekocht und gedörrt. Wer vergichtet ist, esse fleißig von den Quitten, und sie räumen mit dem Giftstoff gründlich in ihm auf, so daß die Gicht weder das Nervensystem zerstört noch angreift.«

Walnüsse

»Walnüsse lassen die Muskeln wachsen, stärken das Knochen- und Nervensystem. Nur Lungenleidende sollen Walnüsse nur mäßig essen, denn das Walnußöl ist warm und macht den Fleischansatz der Menschen fett und einen fröhlichen Geist. Aber die Verschleimung nimmt zu, so daß die Brust verschleimt. Dennoch können Kranke und Gesunde damit fertig werden.«

Die Heilkräfte im Fisch

Fisch ist leicht verdaulich und eignet sich vorzüglich als Reduktionskost bei Übergewicht – das mitverantwortlich für die Entstehung von Rheuma und Gicht zeichnet –, da »mit dem Fisch die Pfunde davonschwimmen«. Fisch enthält hochwertige Eiweiße und wertvolle ungesättigte Fettsäuren (Omega-3-Fischöl, das unter anderem dafür sorgt, daß die Fische im Winter nicht einfrieren). Fisch, ein- bis zweimal in der Woche gegessen, sorgt für einen niedrigen Fettstoffspiegel und bessere Fließeigenschaften des Blutes.

Hildegard empfahl generell für Kranke und Gesunde Fische wie Äsche, Barsch (Kretzer), Dorsch, Hecht, Hering, Kabeljau, Renke, Rotauge, Saibling, Wels und Zander.

Für Gesunde eignen sich laut Hildegard Bachforelle, Blaufelchen, Karpfen und Stör. Gemästete und gezüchtete Forellen und Lachse soll man nicht kaufen.

Weder für Kranke noch für Gesunde seien Brachse (ein Karpfenfisch), Hering (roh) und Scholle.

Das einzige Fischfleisch, das sie speziell bei Rheuma und Gicht empfahl, ist das Walfleisch, was uns heute allerdings nicht mehr viel nutzt, da der Wal unter Artenschutz steht: »Das Walfleisch ist gesund und gut zu essen für gesunde und kranke Menschen, weil seine große Wärme und die große Heilkraft die unrichtigen kalorischen und frigorischen Säfte der Paralyse (des Rheumas) aufsaugt.« Und: »Welcher Mensch frenetisch und unsinnig (von Sinnen) ist, der esse oft vom Walfischfleisch (ohne etwas anderes), nur mit Brot zusammen, und zwar reichlich. Er wird seine Sinne (Vernunft) wiederbekommen.« Und weiter: »Wer rheumatisch und gichtkrank ist, der esse oft von diesem Fleisch, und die Rheuma- und Gichtanlage wird in ihm weichen.«

Die Heilkräfte im Fleisch

Fleisch sollte bei Rheumakranken grundsätzlich nicht therapeutisch eingesetzt werden, da es durch seine Inhaltsstoffe zur Übersäuerung und damit zur rheumatischen Entzündung beiträgt. Besonders Gichtpatienten müssen bis zum vollkommenen Verschwinden aller Beschwerden auf tierisches Eiweiß verzichten. Außerdem befindet sich im Fleisch die sogenannte Arachidonsäure, die Vorstufe von Prostaglandin, das für das rheumatische Entzündungsgeschehen mitverantwortlich gemacht wird. Sieht man von Ausnahmen wie dem Schweinefleisch ab, sind die folgend genannten Empfehlungen somit vor allem als vorbeugend und in jedem Falle mit Bedacht einzusetzende Maßnahmen zu verstehen.

Hühnerfleisch

»Hühnerfleisch ist gut für Gesunde, da es nicht fett macht. Den Kranken erfrischt es. Nur wer schwer krank ist und solches Fleisch oft ißt, dem verschleimt es seinen Magen, und es macht ihn krank.« Und: »… die Geflügelleber taugt gegen alle inneren Krankheiten, die den Menschen schädigen und verletzen.«

Wir verwenden die Geflügelleber anstatt Eisentabletten gegen Anämie oder Blutarmut und betrachten Huhn bzw. Geflügel allgemein als ideales Diätfleisch.

Lamm oder Hammel

»Das Schaf oder Lamm ist kalt, aber dennoch wärmer als Rind und weder bitter noch herb. Sein Fleisch ist für Gesunde und Kranke gut. Wer am ganzen Körper schwach ist und kaputte Krampfadern hat (Veneninsuffizienz), schlürfe auch die Schafsfleischbrühe und esse ein wenig Schaffleisch, bis er gekräftigt wird.«

Gemäß der Empfehlung Hildegards setzen wir Lammfleisch vor allem bei Therapien gegen Venenleiden begleitend ein.

Reh und Hirsch

»Das Reh ist sanft und hat eine reine Natur, und es steigt gerne auf die Berge. Und dort sucht es die Kräuter, die von der Luft wachsen. Und so frißt es gutes und gesundes Futter. Sein Fleisch ist daher für Kranke und Gesunde besonders gut. Ein Mensch, der von der Vicht (Praecancerose) geplagt wird, esse auch Rehleber, und sie reinigt in ihm die Vicht, und wenn er oft Rehfleisch ißt, reinigt es ihm den Magen.« Und: »Der Hirsch hat eine starke Wärme in sich. Er ist mehr warm, und er frißt reines Futter. Sein Fleisch ist für Kranke und Gesunde gut zu essen. Wenn ein Mensch Hirschfleisch ißt, reinigt es seinen Magen und macht ihn leicht ...Wer Hirschleber ißt, dem unterdrückt sie die Gicht und reinigt seinen Magen und macht ihn leicht.«
Wild wird von Hildegard als universales Diätfleisch empfohlen, speziell bei Magen- und Darmleiden, wobei es auch heute noch in unseren Therapien zum Einsatz kommt.

Rind und Kalb

»Das Rindfleisch taugt wegen seiner Kälte, die es in sich hat, nicht zum Essen für Schwache und schlecht durchblutete Menschen. Für den gut durchbluteten aber, der von Natur aus warm ist, ist es wegen der Kälte, die im Fleisch ist, gut zu essen. Wer in seinen Gelenken und Gliedern stechende Schmerzen hat (Arthrose) oder auch Magen-Darm-Schmerzen hat, esse oft und reichlich abgekochte Rinderfüße (Kalbsfüße) ... das räumt mit diesen Stichen und Schmerzen auf.«

Schweinefleisch

»Wenn ein Mensch schwer krank ist, so daß sein Körper darniederliegt und mager wird, soll er, solange er krank ist, junges Schweinefleisch essen, aber nicht zuviel. Wenn er wieder gesund geworden ist, soll er nicht länger davon essen, weil es von da ab die Krankheit vermehren würde.«

Straußenfleisch

»Wenn ein Mensch die fallende Sucht hat, esse er oft Straußenfleisch, weil es ihm die Beherrschung über seine Körperkräfte und seine Gesundheit wiederbringt. Denn durch die Wärme und Stärke des Straußenfleisches bringt es diese Krankheiten zur Ruhe.«
Von allen Fleischarten hat der Strauß das wenigste Fett (nur 0,2 Prozent) im Vergleich zum Hammel (32 Prozent), Schwein (25 Prozent) und Rind (10 Prozent). Bei der Krankendiät hilft es gegen Krämpfe und Epilepsie.

Ziegenfleisch

»Ziegenfleisch ist für Gesunde und Kranke gut, und wenn es oft gegessen wird, heilt es schwache und zerstörte Eingeweide. Den Magen macht es gesund und stark. Ziege ißt man bis August. Junge Ziegen können bis in den Herbst geschlachtet werden.«
Ziegenfleisch kann im Rahmen einer Therapie vor allem zur Stärkung des Bindegewebes beitragen.

Die Heilkräfte in Fetten

Butter, in Maßen gegessen, ist ein wichtiges Heilmittel, besonders bei alten und schwachen Menschen. Margarine ist unter anderem wegen ihrer Herstellung (Hydrierung über Nickelkatalysatoren) in der Hildegard-Küche nicht zu verwenden. Sparsam eingesetzt, erhöht Butter auch nicht den Cholesterinspiegel des Blutes; dieser ist zum allergrößten Teil streßbedingt und sinkt nach unseren langfristigen Erfahrungen zuverlässig und rasch durch den Aderlaß und das Fasten. Besonders magen- und lungenschwache Menschen profitieren von der Butter: »Ein Mensch mit Atemnot esse jegliche Art von Butter (Kuhbutter, Ziegenbutter), und sie heilt ihn innerlich und trägt zu seiner Erholung bei.«

Pflanzenöle sind wichtige Lieferanten von essentiellen Fettsäuren, also Fettsäuren, die der menschliche Organismus zum Überleben braucht. Diese Öle können nicht nur die Nervenleitung verbessern, sondern auch den Cholesterinspiegel im Blut senken. Dazu gehören Sonnenblumen-, Walnuß-, Mandel- und Kürbisöl.

Die Heilkräfte in Käse und Eiern

Milch, Butter und Käse können von Gesunden und Kranken in Maßen gegessen werden, wobei Übergewichtige dabei natürlich besonders aufpassen müssen: »Menschen mit gesundem Muskelfleisch schadet harter und trockener Käse nicht viel. Menschen mit weichem, fetten Muskelfleisch sollen weichen Frischkäse essen. Lungenkranke und Menschen mit Erkältungsanfälligkeit sollen sich vor überbackenem Käse hüten, da sie von derartigen Speisen (Pizza, Käseauflauf, Käsespätzle oder -fondue) verschleimen.«
»Wenn ein Kranker unbedingt Eier essen will, dann gießt er etwas Wein ins Kochwasser und schlage das Hühnerei ohne Schale in das kochende Wasser. Und wenn sie gekocht sind, dann esse er sie, weil dann das Gift und der Eiter, welches in den Eiern ist, durch das Abkochen entfernt werden.«
Gekochte und besonders pochierte, sogenannte »verlorene Eier« können also ohne weiteres in der Hildegard-Küche verwendet werden.

Die Heilkräfte in Getränken

Hildegard räumt den Getränken hinsichtlich ihrer Heilkräfte folgende Rangordnung ein: Wein, Bier, Met, Tee und Wasser. »Ein Rheumatiker, der wegen seiner Säfteunruhe in seinem gewöhnlichen Verhalten nicht Maß halten kann,

soll deswegen nüchtern Wein trinken oder, wenn er keinen Wein hat, Bier aus Gerste oder Roggen gebraut. Wenn er keines von beiden haben kann, soll er Wasser mit Brot kochen, abseihen und dieses Wasser lauwarm trinken (Meranda). Das mache er tagtäglich, und die stürmischen Wallungen der Gichtsäfte in ihm werden sich legen.
Wenn ein solcher Mensch rasch von Kräften gefallen ist, soll er nur mäßig davon trinken, wenn er aber sonst körperlich gesund ist, mag er reichlich Wein oder Bier oder von der Meranda trinken. Und die Gicht (Rheuma) kommt in ihm zur Ruhe.«
Das macht uns die Hildegard-Heilkunde sehr sympathisch, denn Wein – in Maßen getrunken – ist wie ein Heilmittel, Bier ein Kräftigungstrunk für Kranke, Met ein Diätgetränk für Rheuma und Gicht, und sie werden wie Kräutertee gezielt eingesetzt.
Beim Wasser muß man sich bei Hildegard besonders schlau machen, denn es hat fünfzehn Qualitäten in Abhängigkeit von seiner Herkunft (siehe unten) und kann auch schädlich sein, besonders für Rheumatiker: »Ohne durch Rheumakrankheiten dazu gezwungen zu sein, soll kein Mensch nüchtern trinken. Wenn es aber wegen einer Erkrankung notwendig wird, ist Wein gesünder als Wasser. Wenn er aber ohne Not auf leeren Magen Wein trinkt, macht es ihn gierig im Verlangen nach Speise und Trank und macht ihn geistlos (verrückt), stumpfsinnig in seinen Sinnesempfindungen.«
Für Rheuma und Gicht empfiehlt Hildegard den Salbeitee, weil er alle schädlichen Säfte, die Rheuma und Gicht auslösen können, beseitigt: »Salbei ist nützlich gegen die Säfte, die aus Krankheiten entstehen *(infirmi humores),* denn sowohl roh und gekocht ist er für jene gut, die von schädlichen Säften aus der Umwelt geplagt werden *(noxi humores),* weil er diese unterdrückt. Nimm daher Salbei als Pulver auf Brot, und es vermindert den Überfluß der schlechten Säfte, die aus den Lebensmitteln in dir sind *(mali humores)* ... Wenn

jemand Überfluß von Schadsäften hat *(noxi humores)* oder einen schlechten Atemgeruch, der koche Salbeiblätter in Wein, siebe es ab und trinke es täglich, und die Fehlsäfte und der Schleim werden in ihm abgebaut ... Ist aber der Leidende rheumatisch-paralytisch (Gicht- und Rheumadisposition), dann koche er Salbei in Wasser und trinke diesen Salbeitee, und er vermindert in ihm die Fehlsäfte und das Phlegma, weil purer Wein gekocht ohne jeglichen Zusatz die rheumatischen Säfte übermäßig aufleben lassen würde.«

◆ *Rezept: Salbeitee/Salbeiwein*
1 TL Salbeiblätter (frisch oder getrocknet)
$^{1}/_{4}$ l Wasser oder Wein
Salbei in Flüssigkeit eine Minute lang kräftig aufkochen. Ein bis drei dieser Portionen täglich vier Wochen lang trinken.

Außerdem steht uns in der Hildegard-Heilkunde noch der allgemein gesunde Fencheltee als tägliches Getränk zur Verfügung. Weitere empfehlenswerte Teesorten: Apfelschalen-, Brennessel-, Hagebutten- und Melissentee.
Außerordentlich günstig ist das Bier für schwache Rheumatiker, weil es zusammen mit der Dinkelgrießsuppe die Rheumastoffe über die Niere ausscheiden hilft: »Bier läßt die Fleischpartien des Menschen wachsen und verschafft dem Menschen wegen der Stärke und Güte dieses Getreidesaftes eine schöne Färbung seines Gesichtes.« Besonders günstig wirkt in dieser Hinsicht das Dinkelbier.
Die empfohlene Getränkemenge richtet sich nach den Jahreszeiten: »Im Winter soll er Wein oder Bier trinken und das Wasser, wenn er kann, vermeiden, weil die Gewässer um diese Jahreszeit nicht gesund sind. Im Sommer dagegen soll er mehr trinken wie im Winter und entsprechend der Menge und Art der Nahrung, die er dann zu sich nimmt, weil sonst die Säfte in ihm ausgetrocknet werden. Das im Sommer getrunkene Wasser schadet ihm im Sommer wegen der Trok-

kenheit der Erde weniger wie im Winter. Im Sommer, wenn der Mensch innen sehr warm ist und körperlich gesund, soll er mäßig lauwarmes Wasser trinken und gleich nachher ein wenig spazierengehen, damit es ihm wieder warm wird. Das ist für die Gesundheit vorteilhafter, als wenn er im Sommer Wein trinkt. Wer aber am Körper schwach ist, soll auch im Sommer Wein oder Bier jeweils gemischt mit Wasser trinken (Radler). Vor unmäßigem Trinken hüte sich der Mensch jedoch sowohl im Sommer als auch im Winter, denn wer übermäßig trinkt, vermehrt im Körper die schädlichen Säfte.« Und: »Besonders hüte sich der Mensch davor, morgens nüchtern ein Glas Wasser zu trinken: Wenn er gesund oder krank nach dem Schlafen Durst hat, soll er Wein oder Bier trinken und kein Wasser, weil das Wasser seinem Blut und den Säften mehr Schaden wie Hilfe bringen würde.«
Wir empfehlen daher unseren Patienten, morgens entweder Fencheltee oder Dinkelkaffee, ein Hauskaffee, der garantiert keine Nebenwirkungen zeigt:

◆ *Rezept: Dinkelkaffee*
Zunächst Dinkelkörner in einer Pfanne unter dem Abzug braun rösten. 20 Prozent davon weiterrösten, bis sie schwarz sind. Die braunen Körner geben den Geschmack, die schwarzen die Farbe. 1 EL gerösteten Dinkelkaffee in der Menge von einer Tasse Wasser 5 Minuten kräftig aufkochen, bis der Kaffee dunkel ist, Körner absieben, aufbewahren und beim nächsten Mal mit frischem Dinkelkaffee erneut aufkochen, bis die Körner platzen. Das können Sie drei- bis fünfmal wiederholen.

Wasser hat nach Hildegard je nach seiner Herkunft fünfzehn verschiedene Kräfte in Abhängigkeit davon, ob es sich um Fluß-, Brunnen-, Tau-, Quell- oder Seewasser handelt. Ja selbst die Himmelsrichtung, in die das Quellwasser abfließt, entscheidet über die Wasserqualität.

Vermutlich wäre Deutschland ein Kur- und Bäderparadies, weil das Wasser, das in der Mitte des »Nordgebietes« entspringt »und von da aus weiterfließt, gut und nützlich für Mensch und Vieh, zum Kochen der Speisen, zum Trinken und allem sonstigen menschlichen Gebrauch gut und nützlich ist ... Auch reinigen sie den Menschen – getrunken – innerlich von schlechten Säften. Die salzfreien Flüsse und die lebendig-sprudelnden, nicht gesalzenen Quellen, die ebenfalls beinahe in der Mitte des Nordgebietes entspringen und von da weiterfließen, sind rein und besitzen die Farbe des Bergkristalls, mit Eisenfarbe gemischt. Sie sind sehr kalt und sehr nützlich, weil diese Wasser nicht verunreinigt, weder übelriechend noch giftig sind, da sie nicht vom wechselnden Sonnenstand beeinflußt werden. Auch besitzen diese Wasser den richtigen Geschmack, sind nützlich für die Menschen und die übrigen Tiere und gut zu gebrauchen beim Kochen, zum Trinken, Baden und Waschen. Auch für gewisse Arzneien sind sie geeignet.«
Leider ist unser Grundwasser heute unter anderem durch die übertriebene Anwendung von Agrarchemikalien derartig verseucht, daß es selbst beim Abkochen noch Nitrat, Phosphat, Herbizide und Pestizide enthält. Wir verwenden daher im Kurhaus Hildegard in Allensbach das Osmosewasser, das heißt Trinkwasser, das durch einen Keramikfilter keim- und giftfrei gemacht worden ist.
Beim Essen soll getrunken werden: »Wenn der Mensch ißt, dann schafft er beim Essen wie die Mühle beim Mahlen, und von der Arbeit des Kauens wird er warm und trocken und fängt an zu vertrocknen. Das ist der Durst. Dann soll er ein wenig trinken und dann erst wieder mit Essen anfangen, und wenn er gegessen hat, danach wieder trinken. Denn wenn der Mensch bei Tisch, nämlich zwischendurch beim Essen, nicht tränke, würde er schwerfällig in geistiger und körperlicher Hinsicht. Er würde auch keine guten Säfte haben und keine gute Verdauung. Trinkt der Mensch aber zuviel beim

Essen, dann erzeugt das in seinem Körper Sturmfluten, so daß die richtigen Säfte in ihm aufgewühlt werden.«
Achtung! Gichtkranke sollen alkoholische Getränke meiden, weil der Alkohol die Ausscheidung der Harnsäure in den Nieren blockiert. In diesem Falle muß viel Tee getrunken werden.

Speiseplan für Rheumapatienten

Im folgenden wird exemplarisch gezeigt, wie eine die Rheumatherapie begleitende und unterstützende Kost aussehen sollte. Es werden nicht alle Rezepte aufgeführt. Viele Rezepturen finden Sie in anderen Kapiteln dieses Buches, aber beispielsweise auch in unseren verschiedenen Büchern zur Ernährungstherapie, die im Literaturverzeichnis genannt sind.

Morgens sollten Sie täglich Habermus (Rezept siehe unten) mit Quitten und/oder Apfel mit Zimt, Galgant und Bertram essen, Dinkelbrot mit Quittenmarmelade, eventuell mit 1 TL Selleriesamen-Pulvermischung daruntergemischt; dazu trinken Sie Dinkelkaffee oder Fencheltee.

Montag
- mittags: Zwiebelsuppe, buntes Gemüsegulasch mit gebratenen Kräutergrießschnitten, Dinkel-Kopfsalat, Quittenmus,
- abends: Suppe, Dinkelbrot mit Kräuterquark, Fencheltee, Quittensaft.

Dienstag
- mittags: Kürbissuppe, Dinkelbratlinge mit Gemüsestreifen und vielen Kräutern, Galgantsauce, grüner Salat mit Dinkelkörnern butterweich, gefüllte Birnenhälfte,

- abends: Suppe, Hildegard-Gemüsesalate, vegetarischer Brotaufstrich auf Dinkelbrot, Fencheltee, Quittensaft.

Mittwoch
- mittags: Maronensuppe, gebackene Sellerieschnitzel, grüne Bohnen, Dinkelspätzle, grüner Kräutersalat, Quittenkuchen,
- abends: Apfel-Quitten-Zwieback-Auflauf, Fencheltee, Quittensaft.

Donnerstag
- mittags: Minestrone, überbackenes Fenchelgemüse mit Kräutergrießplätzchen, grüner Salat mit Dinkelkörnern,
- abends: gefüllte Zucchinischiffchen mit Hildegard-Gemüse und Sauce Béchamel, Dinkelbrot, Fencheltee, Quittensaft.

Freitag
- mittags: Fenchelsuppe, Lachsforellenfilet auf Blattspinat, Dillsauce, Dinkelnudeln, Dinkel-Kopfsalat, Himbeerquark,
- abends: Suppe, vegetarischer Brotaufstrich, Butter, Dinkelbrot, Rote-Bete-Apfel-Salat, Fencheltee, Quittensaft.

Samstag
- mittags: Kalbsfußbrühe, Dinkelreisgericht indischer Art (süß-sauer), Dinkel-Kopfsalat, glasierte Maronen,
- abends: Dinkel-Kräuterpfannkuchen mit Gemüse, Fencheltee, Quittensaft.

Sonntag
- mittags: Dinkelgrießsuppe mit viel Gemüse, Kastanien-Champignon-Pastete, Dinkel-Kopfsalat, Quittenschaum,
- abends: Rote-Bete-Timbale, Dinkel-Knoblauch-Brot, Fencheltee, Quittensaft.

◆ *Rezept: Dinkel-Habermus*

Pro Person:

1 knappe Tasse Dinkelschrot, -körner oder -flocken
2–3 Tassen Wasser
1 Apfel oder 1 Quitte
je 1 Msp. Galgant, Bertram und Zimt
1–2 TL Honig
1 TL gehackte Mandeln

Den Dinkelschrot in das Wasser einrühren, unter Umrühren 5 Minuten vorsichtig aufkochen. Anschließend bei kleiner Hitze etwa 10 Minuten quellen lassen. Dabei den kleingeschnittenen Apfel, die Gewürze und den Honig einrühren, nochmals kurz aufkochen und mit Zimt bestreut servieren.

◆ *Rezept: Kastanien-Champignon-Pastete*

Für eine Kastenform:

2 mittelgroße Zwiebeln (gewürfelt)
1 EL Butter
400 g geschälte Kastanien
400 g Champignons (gehackt)
1 TL Thymian
1 Knoblauchzehe (gepreßt)
3 Eier
200 g Mandeln (gemahlen)
50 g Semmelbrösel
2 EL Petersilie (gehackt)
einige Blätter Basilikum oder Salbei
je 1 Msp. Salz, Pfeffer, Bertram, Galgant
und Koriander
1/2 Becher Sauerrahm

Eine Zwiebel in 1/2 EL Butter anrösten, zusammen mit den Kastanien etwa 10 Minuten braten. Die andere Zwiebel in der restlichen Butter anrösten, geschnittene Champignons zugeben, getrockneten Thymian und Knoblauch hinzufügen. Kastanien und Champignons in eine große Schüssel geben und mit dem Stabmixer pürieren. Abkühlen lassen. Eier, gemahlene Mandeln, Semmelmehl, Petersilie und Gewürze sowie Sauerrahm dazugeben, abschmecken. Kastenform mit Öl auspinseln, mit Backpapier belegen, etwas auspinseln. Masse in die Form füllen. Im vorgeheizten Ofen auf mittlerer Schiene bei 180 bis 200 °C 30 Minuten backen. (Schmeckt auch kalt sehr gut.)

◆ *Rezept: Dinkel-Kopfsalat*
Kopfsalat waschen, trocknen und zerkleinern, 3 EL butterweich gekochte Dinkelkörner daruntermischen, mit 2 bis 3 EL Sonnenblumenöl, 1 EL Weinessig und etwas Rohrzucker beizen, damit nichts durchschmeckt.

◆ *Rezept: Rote-Bete-Timbale*
mit Dinkel-Knoblauch-Brot
2–3 rote Beten
100 g saure Sahne
je 1 Msp. Bertram, Galgant und Muskat
etwas Salz und Pfeffer
2 Eiweiß
Saft und abgeriebene Schale
von 1/2 unbehandelten Zitrone
1 EL Butter
2 EL süße Mandeln
Rote Bete im Dampfdrucktopf weich kochen, schälen, kleinschneiden und im Mixer pürieren. Saure Sahne dazugeben, mit Gewürzen abschmecken, steifgeschlagenen Eischnee, Zitronensaft und -schale darunterheben. Vier große Tassen mit Butter ausfetten, mit geriebenen Mandeln bestreuen und das Püree einfüllen. Die Tassen für etwa 1/2 Stunde in den auf 180 °C vorgeheizten Backofen in ein Wasserbad stellen. Die Timbalen (Becherpasteten) auf einen Teller stürzen und mit Knoblauchbrot servieren.

◆ *Rezept: Allensbacher Quittenkuchen*

4 Eidotter
150 g brauner Zucker
200 g Butter
350 g Dinkelmehl
1 Päckchen Weinstein-Backpulver
3 roh geraspelte Quitten
3 geraspelte Äpfel
4 Eiweiß

Eigelb, Zucker und Butter mit dem Schneebesen schaumig rühren, Dinkelmehl mit dem Backpulver dazugeben und durchkneten. Die geraspelten Quitten und Äpfel untermischen. Das Eiweiß sehr steif schlagen und unter den Teig heben. Die Masse auf einem gefetteten Kuchenblech verteilen und im vorgeheizten Ofen bei 180 °C etwa 35 bis 40 Minuten backen.

Rückfallvorbeugung

Ora et labora – bete und arbeite

Um die Voraussetzung dafür zu schaffen, daß unser Körper und unsere Seele sich im Gleichgewicht und im Einklang mit der Natur befinden, müssen wir dafür sorgen, daß auch die Zeiten für Arbeit und Erholung in einem ausgewogenen Verhältnis zueinander stehen. Wir leben in einer Zeit, in der ganz eklatant gegen dieses Gebot verstoßen wird. Die zum großen Teil auch streßbedingten chronischen Zivilisationskrankheiten wie zum Beispiel die schmerzhaften Entzündungszustände der Rheumatiker sind ein Symbol für diesen Zustand.

Am meisten leiden unter dem Ungleichgewicht die Kreativität und die Fähigkeit zur Heilung, die nur in einer Erholungsphase geschehen können. Viele Rheumapatienten praktizieren in der Hildegard-Therapie daher während des Gesundungsprozesses und zur Prophylaxe schon erfolgreich die Entspannung durch immer wiederkehrende Ruhe-, Stille-, Gebets- und Meditationszeiten als ein ganz natürliches bewußtes Ereignis im Tagesablauf. Dazu braucht man nur einen geeigneten, vertrauten und abgelegenen Platz in der Natur oder einen Meditationsbereich in seiner Wohnung. Als Anregung eignet sich vielleicht ein kontemplatives Nachsinnen, eine Meditation über die Schöpfung im Rhythmus der sieben Tage der Woche, wobei jeder Tag einem Schöpfungstag entspricht.

Der Mensch trägt Himmlisches und Irdisches in sich, die Seele, die den Leib mit Lebenskraft erfüllt, ist Teil des Himmels und amTag wie in der Nacht mit der Himmelsenergie verbunden. Wenn sie aus himmlischem Blau während der Schwangerschaft den Leib berührt, beginnt sich das Kind zu bewegen, was die Mutter etwa im dritten Monat der Schwangerschaft bemerkt. Von nun an beginnt sich im Menschen das spirituelle Leben zu entfalten, das bis zu seinem letzten Atemzug immer wieder durch die 35 himmlischen Heilkräfte (siehe »Laster und Tugenden«, Seite 203) am Leben erhalten wird.

Hildegard beschrieb bereits in ihrem Buch *Scivias* – »Wisse die Wege (zum Heil und zur Heilung)« –, daß die Schöpfung, einmal in Gang gesetzt, sich bis in alle Ewigkeit immer wieder und für jeden einzelnen ganz speziell wiederholt. In ihrem letzten Buch, das sie mit siebzig Jahren vollendet hat, griff sie die Meditation über die Schöpfung als Weg, die Heilungskräfte von Leib und Seele wachzuhalten, wieder auf. Indem wir die Schöpfung feiern und die sieben Tage der Weltentstehung im Verlauf der sieben Wochentage meditativ reflektieren, nehmen wir bewußt am Schöpfungsgeschehen teil. Dadurch entsteht ein Heilungsritual, das in der Lage ist, die Regenerationskräfte zu mobilisieren, die der Schöpfer uns allen gegeben hat.

Erster Tag

Am ersten Tag der Woche stellen wir uns Hildegards Schöpfungsvision als Bild von zwei riesigen Kugeln vor, die Himmel und Erde symbolisieren und sich innigst miteinander vereinigen. Himmel und Erde treten zusammen, und die himmlische Energie, symbolisch dargestellt durch den Finger Gottes, durchdringt eine schwarze Kugel, die Erde, in der wir die Schöpfungstage bereits wie Samenkugeln unter der Erde erkennen. Hildegard nannte die lebenspendende Himmelsenergie *lucida materia,* das heißt »leuchtende Energie«, die aus toter Materie Leben schafft, wobei diese Materie nun zum Lichtträger wird und zur *turbulenta materia,* »lebendige Materie«, umgewandelt wird. Auf wunder-

bare Weise inkarniert sich in der Vision die Energie in der Materie und das Wort im Fleisch: »Das Wort ward Fleisch und wohnte unter uns.« Auf diese Art und Weise ist jeder Mensch immer wieder durch den Ruf Gottes entstanden. Die ersten »Informationsträger« der himmlischen Energie sind für Hildegard die Engel, welche die 35 Heilmittel, die sogenannten Tugenden, zu jenen Menschen tragen, die Gott um entsprechende Hilfe bitten.
Auf der Erde sind die Edelsteine die Energieträger, wobei durch die Himmelsenergie die Kristallgitter in Schwingungen geraten und immer wieder ihre Schwingungsenergie als Heilkraft auf den Menschen übertragen können. Wir sehen in diesem Bild die spirituelle, leibliche Beziehung zwischen Schöpfer, Geschöpf und Mensch, von dem Hildegard sagt: »Drei Kräfte sind im Stein: der Vater, der Sohn und der Heilige Geist.«
Hildegard bringt die Erneuerungskräfte auch mit der *compunctio cordis,* dem Herzklopfen, in Verbindung. Wenn sich der Mensch »verrannt« hat, rast ihm das Herz und ermahnt ihn, umzukehren, neu anzufangen, einen neuen Weg einzuschlagen. *Compunctio cordis* ist aber auch der Herzschlag Gottes, durch den dem Menschen die *Viriditas,* die Lebenskraft, geschenkt wird. Durch sie regeneriert sich der Mensch Tag für Tag. Knochen, Knorpel und Bänder unterliegen einem ständigen Regenerationsprozeß, wenn er nicht durch äußere und innere Blockaden gestört wird. Es werde Licht. Die erste Tugendkraft des Lichtes offenbart sich an jedem neuen Tag, an dem es gilt, wieder einen Anfang zu machen.

Zweiter Tag

Am zweiten Schöpfungstag trennt Gott das Firmament von der Erde, die aus den Wassern auftaucht und sichtbar wird. Die Erde ist die Schatzkammer für den Menschen, und den Menschen bezeichnete Hildegard als *clausura mirabilum*

Dei – das »Schatzkästlein aller Wunder und Geheimnisse Gottes«. Hildegard betonte immer wieder, daß der Mensch von Natur aus gut ist, ein Haus des Herrn, in dem Gott selber wohnt. Der zweite Schöpfungstag symbolisiert die *discretio,* das »rechte Maß« oder den »goldenen Mittelweg«. Der Mensch steigt symbolisch gesprochen auf einer Treppe immer wieder auf und ab und soll im Laufe der Zeit ein Gleichgewicht herstellen zwischen seinen Aufenthalten »im Himmel« und auf der Erde. Dazu gehört das aktive fleißige Leben auf der Erde – *vita activa* – und dasjenige auf der »obersten Sprosse«, das kontemplative Leben – *vita contemplativa.*
Die Kraft der *discretio* ist im Universum wirksam. Von dort ist der Mensch durch sie mit dem Universum verbunden:

> *»Alles, was in der Ordnung Gottes steht,*
> *antwortet einander:*
> *Die Sterne funkeln vom Licht des Mondes.*
> *Der Mond leuchtet vom Feuer der Sonne.*
> *Alles dient einem Höheren, und nichts*
> *überschreitet sein Maß.«*

Dritter Tag

Am dritten Tag steigt die Erde aus dem Wasser. Die Erde wird sichtbar, und auf dieser »Mutter« dringen die Pflanzen aus den lebendigen Samen und wachsen zu Kräutern und Bäumen: »Alle Keime tragen Gottes Samen in sich.«
Im »Samen« hat Gott von Generation zu Generation durch die Erbsubstanz die Erhaltung und die Vielfalt der Arten angelegt. Am dritten Tage erscheinen die Pflanzen, Kräuter und Gewürze als Voraussetzung für das Leben. Sie sind die Lebensmittel für Tier und Mensch. Die Pflanzen symbolisieren die Kraft der Demut, was auf lateinisch *humilitas* heißt, also mit dem Mutterboden verbunden ist *(humus* bedeutet »Erdreich, Erdboden«). Sie haben die Kraft und die Fähig-

keit, aus der anorganischen Materie mit Hilfe der Sonnenenergie organische Verbindungen, Eiweiße, Kohlehydrate, Fruchtfarbstoffe, Geschmacksstoffe, Geruchsstoffe und viele natürliche Arzneimittel, sogar die allerstärksten Schmerzmittel wie Morphin oder Salicylsäure, zu produzieren. Die Kraft der Demut des dritten Tages wird auch im Leben und Wirken Jesu Christi deutlich.
So »spricht« die Demut: »Ich beginne ganz unten mit dem Geringsten und steige zum Höchsten auf. Wer mir nachfolgt, berührt zunächst erst einmal den Boden und sieht die Zerbrechlichkeit seines Fleisches und steigt dann langsam von Tugend zu Tugend empor. Wer bei den Wurzeln aufsteigt, kommt nicht leicht zu Fall. Deshalb beginne deine Heilung mit der Kraft der Demut.«

Vierter Tag

Am vierten Tag wird es hell, taghell oder dunkel durch den Wechsel von Sonne, Mond und Sternen. In den Gestirnen hat Gott seine tiefen Geheimnisse verborgen. Durch sie steuert er die Kräfte, die Zeitabläufe und den Rhythmus im Universum. Mit den »klassischen Planeten« unseres Sonnensystems – Sonne, Merkur, Venus, Mond, Mars, Jupiter und Saturn – regiert Gott die Welt. Diese kosmischen Strahlen sind Tag und Nacht mit unserem Nervensystem verbunden, und wir erhalten durch sie starke Heilkräfte zur Regeneration unseres Körpers. Die Sternenkräfte sieht Hildegard in der *caritas* – der Nächsten- und der Gottesliebe sowie der Eigenliebe – verbunden. So wie die Sterne sich gegenseitig ihr Licht und ihre Energie spenden, besteht auch der Lebenssinn des Menschen darin, mit seiner Liebe anderen Menschen Freude zu bereiten. Und indem er seine Liebe verschenkt, geht sie nicht verloren, sondern kommt in mannigfaltiger Weise zu irgendeiner Zeit in einer unverhofften Situation wieder auf ihn zurück.

Fünfter Tag

Am fünften Schöpfungstag beleben sich die Luft mit Vögeln und das Wasser mit Fischen. Die Fische sind rein, wie wir durch das Wasser gereinigt und durch die Taufe ein Kind des lebendigen Gottes werden. So sieht Hildegard die Fische als Sinnbild für die Reinigungskraft des Heiligen Geistes. Sie sieht in den Vögeln und Fischen das Prinzip der Freiheit realisiert. Sie nennt es *castitas* – das einfache und das keusche Leben – im Unterschied zu ihrem Gegenspieler, der *luxuria* – dem Luxus und der Wollust. Bei jedem Heilungsprozeß kommt diese Kraft zum Tragen, wobei sich der Patient entscheiden muß, ob er nun durch die Einfachheit zur ursprünglichen natürlichen Heilquelle geht oder, durch den »Luxus« verleitet, sich zu immer mehr neuen medizinischen Apparaten, Medikamenten und Operationsmöglichkeiten hingezogen fühlt. Die *castitas* ruft: »Libera sum – ich bin frei. Ich nehme mein eigenes Leben und damit auch meine eigene Gesundheit in meine Hand.«

Aber auch hier sah Hildegard wieder das Wirkprinzip vom Gleichgewicht der Kräfte: Zuviel Enthaltsamkeit blähe den Hochmutsteufel in uns so auf, daß wir gen Himmel aufstiegen, nur um dann desto härter wieder auf die Erde zurückzufallen ... Ein zügellos-luxuriöses Leben dagegen hat zur Folge, daß der Mensch in seinem eigenen Wohlstand erstickt oder krank wird.

Sechster Tag

Am sechsten Schöpfungstag belebt sich die Erde mit den Tieren und dem Menschen. Der Mensch lebt in Harmonie mit den Tieren, und die Tiere erfreuen sich an der Gesellschaft der Menschen. Der Mensch entsteht, indem das lebendige Licht der Lebensenergie in ihn einzieht. Gott selbst steht mit ihm in Verbindung und stellt ihn mitten in das Weltenrad. Hier ist er untrennbar mit dem Universum verbunden: »Mitten im Weltenbau steht der Mensch, denn er ist

bedeutender als alle anderen Geschöpfe. An Statur ist er zwar klein, an der Seelenkraft ist er jedoch gewaltig.«
Und weiter: »Die ganze himmlische Harmonie ist ein Spiegel der Gottheit und der Mensch ein Spiegel aller Wunder Gottes.«
Alle vier Lebenselemente wirken im Menschen, und der Mensch wirkt in ihnen: »O Mensch, siehe den Menschen an. Der Mensch hat nämlich Himmel und Erde und alles, was geschaffen ist, in sich in einer Gestalt vereinigt, und alles liegt in ihm verborgen.«
Der sechste Tag symbolisiert den Gehorsam *(oboedientia):* »Ich gehorche Gott und bin damit fest mit ihm verbunden. Ich habe ein vertrauensvolles Verhältnis zu Gott und führe alles aus, was er von mir verlangt.«
Der Gehorsam in diesem Sinne setzt ein besonders vertrauensvolles Verhältnis voraus und unterscheidet sich völlig vom sogenannten Kadavergehorsam. Seine Kraft respektiert jedes andere Geschöpf und bewirkt, daß wir aufeinander horchen und uns für die Schöpfung verantwortlich fühlen.

Siebter Tag

Am siebten Schöpfungstag kommt alles wieder zur Ruhe. Es ist für die Erneuerung und die Heilung ganz wichtig, daß wir uns aus der Vielfalt des Lebens zurückziehen und an die Heilungsquelle zurückkehren. Hier herrscht feierliche Ruhe und Frieden. Am siebten Tag vollendete Gott alle seine Werke und ruhte, er segnete die Schöpfung und heiligte sie. Und er sah, daß alles gut war. Der siebte Tag ist dazu gedacht, daß der Mensch von seiner Arbeit ruht und auf sein Werk zurückschaut. Wenn Sie das tun, dann werden Sie auch die Schöpfung immer wieder feiern, indem Sie sie stets aufs neue in Ihre Woche integrieren.

Schlaf, Ruhe und Bewegung

Der Mensch ist eingebunden in den kosmischen Rhythmus von Tag und Nacht, von Schlafen und Wachen. Ein natürlicher Schlaf ist das beste Mittel, um ein schwaches Abwehrsystem wiederaufzubauen, und eine Voraussetzung für starke Nerven. Besonders ein gutes Traumleben ist geeignet, um die Nerven wie eine leere Batterie aufzuladen. Aber auch alle körperlichen Regenerations- und Reparaturvorgänge finden in der Nacht statt. Hildegard wußte, daß der Mensch die Nachtruhe braucht, um Körper und Geist zu regenerieren: »Wenn der Mensch schläft, erholt sich sein Nervensystem und wird stark, und wenn er wacht, werden seine Nerven wieder schwächer, wie der Mond bei seinem Zunehmen wächst und beim Abnehmen kleiner wird, genauso wie die Wurzeln der Pflanzen im Winter ihre Lebenskraft in sich behalten, um sie im Sommer zur Blüte hinaufzufördern. Wenn daher die Nerven des Menschen durch die Arbeit ermüdet oder durch Nachtwachen erschöpft sind, wird der Mensch vom Schlaf überfallen und vermag im Stehen oder im Sitzen leicht einzuschlafen, weil die Seele das Bedürfnis des Fleisches fühlt.«
Entscheidend für die Schlafqualität sind gute Träume, die man durch eine positive Einstellung, einen Spaziergang vor dem Schlafen und durch den gelöschten Wein vorbereiten kann. Hildegard unterschied fünf verschiedene Traumqualitäten: die Tagesrestträume, Weckträume, krankheitsanzeigende Träume, diabolische Träume und positive prophetische Träume.

◆ *Rezept: gelöschter Wein*
Ein Glas Weiß- oder Rotwein etwa eine Minute kräftig aufkochen, bis es Blasen gibt, wodurch der Alkohol die Flüssigkeit verläßt. Mit einem Likörglas kalten Wassers löschen, sofort vom Feuer nehmen und ihn warm schluckweise trinken.

Bewegung ohne übermäßige Belastung, etwa ein Spaziergang, hilft den Rheumapatienten, ihre Gelenkfunktionen vor Schmerzen und Steifheit zu bewahren, die Muskeln zu stärken, und trägt zu ihrem allgemeinen Wohlbefinden bei. Selbstverständlich müssen das Maß und die Dauer der Bewegung dem Krankheitsbild angepaßt sein. Ist der Anlaufschmerz aber erst einmal überwunden, stellt sich in der Regel ein besseres Körpergefühl ein, und man hat ein kleines Erfolgserlebnis. Besonders Arthrosepatienten können auf diese Weise etwas für ihren Körper und gegen die Neigung zu einer depressiven Stimmung tun.

Die Reinigung des Körpers durch Aderlaß

»Wenn bei einem Menschen die Gefäße mit Blut überfüllt sind, müssen sie durch einen Aderlaß von dem schädlichen Schleim und den durch die Verdauung gelieferten Fäulnisstoffen gereinigt werden.«
Der hildegardische Aderlaß reinigt den Körper und das Blut von seinen Giften, besonders solchen, die bei jahrelangen chronisch rheumatischen Entzündungen die Heilung blokkieren. Hildegard sah aus humoralpathologischer Sicht die große gesundheitsschädigende Kraft in einem Überhandnehmen von schlechten Säften *(mali, noxi* und *infirmi humores),* die durch übermäßiges Essen, Ernährungsfehler (Küchengifte und Rohkost [siehe Seite 138]), Umweltgifte (Luft-, Trinkwasser- und Lebensmittelverunreinigung), aber auch durch Streßfaktoren wie Sorgen, Kummer, Angst, Hetze, Ärger und Enttäuschung entstehen. Dabei wird ihr zufolge die Schwarzgalle vermehrt, ein Blutgift, das entweder zu Zornesausbrüchen oder zu stillem Kummer führen kann und chronische Krankheiten verursacht. Diese Krankheitserreger und schlechten Säfte können wie gesagt bei einem krankhaft durchlässigen Darm in die Blutbahn gelangen

und eine überschießende Immunaggression auf den gesamten Körper auslösen.
Durch den Aderlaß – den Sie immer von einem erfahrenen Hildegard-Therapeuten vornehmen lassen sollten – wird nicht nur das Blut von diesen krankmachenden Schlacken- und Fäulnisstoffen befreit, sondern er beseitigt auch die »schlechte Mischung der Säfte« (Dyskrasie), die aus Stoffwechsel- und Hormonregulationsstörungen resultiert. Daher hat der Aderlaß folgende positiven Wirkungen bzw. Indikationen:

- Verbesserung und Entgiftung des Gesamtstoffwechsels bei Gicht, Rheuma, Arthritis, Fettstoffwechselstörungen, Blutzucker (Diabetes) und hohen Harnsäurespiegeln.
- Entzündungshemmung und Schmerzbeseitigung bei akuten und chronischen Entzündungen wie Rheuma, Hautentzündungen, Gallenblasen-, Nieren-, Blasen-, Eierstock-, Brust- und Uterusentzündungen.
- Ausgleich von Hormonregulationsstörungen bei keiner oder zu geringer Menstruation, Struma und Basedow im Klimakterium oder bei Sterilität.
- Krampflösende Wirkung bei Gefäßkrämpfen (Schaufensterkrankheit), Krampfadern, Nervenkrämpfe und Asthma bronchiale.
- Beseitigung von Stauungszuständen durch Blutfülle der Lunge, Leber, Bluthochdruck und Verringerung der Gefahr von Herz- oder Hirnschlag sowie Stauungen des Pfortaderkreislaufs bei Krampfadern und Hämorrhoiden.
- Blutstillende Wirkung bei Blutungen durch Blutüberfülle: Nieren-, Lungen-, Haut-, Nasen-, Uterus-, Magen-Darm-, Blasen-, Hämorrhoidenblutungen sowie Blutungen im Auge. Nicht Blutstillung durch unterdrückende Mittel, sondern Beseitigung der Blutfülle durch den Aderlaß ist hier das einfachste und sicherste Mittel.
- Bei Nervenerkrankungen wie Neurosen, bei Schlaganfallgefahr und seinen Vorboten (Schwindel, Kopfdruck, Oh-

rensausen), bei Kopfschmerz oder Migräne, Epilepsie, Schizophrenie, Depression, Melancholie, Angst, Unruhe und Reizbarkeit.

- Bei Schlaflosigkeit, Magen-Darm- sowie Hauterkrankungen (Akne) und Neurodermitis (Ekzem, Herpes, Psoriasis).
- Bei der Vichtkrankheit (Praecancerose), nach allen Krebsoperationen, insbesondere bei einer Totaloperation zur Vermeidung von Komplikationen und Metastasen.
- Bei Ohrenkrankheiten, Menièreschem Schwindel, Schwerhörigkeit und Entzündungen.
- Bei Herzerkrankungen wie Herzinsuffizienz, auch zur Verminderung der Herzinfarktgefahr durch Beseitigung der Risikofaktoren (Bluthochdruck, Fettstoffwechselstörungen, Diabetes).
- Als allgemeines Vorbeugungsmittel.

Achtung! Der Aderlaß sollte nicht bei zu fortgeschrittener Körperschwäche und zu gravierender Blutarmut, akuten Infektionskrankheiten und akuten Angina-pectoris-Anfällen durchgeführt werden.

Durch den Nadelstich und den anschließenden Blutverlust gerät der Körper in eine ähnliche, heilende Schocksituation wie nach einem Unfall, wobei ein tiefer Reiz auf das Zwischenhirn (Hypothalamus) und ganz besonders auf die Hirnanhangsdrüse (Hypophyse) ausgeübt wird. Über die Hypophyse steuert der Organismus lebenswichtige vegetative Funktionen wie etwa den Wärmehaushalt, die Herzfrequenz, den Wasser-, Salz- und Energiehaushalt, die Atmung und den Blutdruck. Die Hirnanhangsdrüse steuert das Hormonsystem und damit unter anderem die Tätigkeit der Schilddrüse, der Nebennierenrinde und der Keimdrüsen. Daher wirkt der richtig ausgeführte Aderlaß wie ein warmer Regen auf die Selbstheilungskräfte des Körpers: »Wird bei einem Menschen das Gefäß angestochen, wird sein Blut wie durch einen plötzlichen Schock erschüttert, und was zuerst austritt, ist fauliges, zersetztes Blut, das gleichzeitig mit dem Blut ausfließt. Daher hat das Blut auch zunächst eine Mischfarbe, weil es aus Fäulnis und Blut besteht. Sobald die Fäulnis mit dem Blut ausgeflossen ist, kommt reines Blut, dann muß man sofort mit der Blutentziehung aufhören. Denn ein Aderlaß, der über das Maß hinaus vorgenommen wird, schwächt den Körper geradeso, wie ein Regenguß, der ohne Maß auf die Erde fällt, diese schädigt.«

Sobald durch den Aderlaß etwa 100 bis 180 Milliliter »schlechtes« Blut entnommen wurde, ändert sich die Farbe von Schwarz in Rot, und der Aderlaß wird beendet. Mit dem Umschlagen der Farben ist die Streßreaktion beendet, und der Körper kommt in eine Erholungsphase, in der in erhöhtem Maß körpereigenes Cortison ausgeschüttet wird, das Reparaturhormon, das in den Nebennieren gebildet wird. Die Cortisonausschüttung bewirkt eine wohltuende Entspannung, wobei der Streß nachläßt und sich die Körperfunktionen wieder normalisieren. Die stimulierende Wirkung des sympathischen Nervensystems wird nun von der beruhigenden Wirkung des Parasympathikus abgelöst, wobei sich der Körper entspannt und in eine Erholungsphase kommt. Diese Erholungsphase kann auch von einem Glücks- oder Erfolgsgefühl begleitet sein.

Ein erwünschter Nebeneffekt der Cortisonausschüttung besteht in einer vorübergehenden Schwächung des Immunsystems. Cortison übt bekanntermaßen eine entzündungshemmende Wirkung aus, wobei es beim körpereigenen zu keinen Nebenwirkungen kommen kann. Dadurch beobachtet man bei Patienten, die eine Autoimmunkrankheit haben, das sofortige Einsetzen einer Heilungsphase nach dem hildegardischen Aderlaß. Hiervon profitieren Patienten mit Allergien, Heuschnupfen, Asthma, Neurodermitis, multipler Sklerose und besonders mit rheumatischen Entzündungen wie etwa Polyarthritis.

Aderlaß beim Mann

Ab dem dreißigsten Lebensjahr sollten Männer mindestens einmal im Jahr einen hildegardischen Aderlaß vornehmen lassen. Bei Hildegard stehen genaue Angaben über das geeignete Lebensalter, die Menge des Aderlaßblutes und den richtigen Zeitpunkt: »In besonderen Fällen kann bei den Männern schon im 12. Jahr der Aderlaß durchgeführt werden ... jedoch nicht mehr, als die beiden Schalen einer Nuß fassen (20 ml). Vom 12. bis zum 15. Lebensjahr soll der Aderlaß nur einmal jährlich durchgeführt werden ... Vom 15. Jahre ab nehme man so viel Blut, wie ein durstiger Mann in einem Zuge trinken kann (100 bis 150 ml).«

Und weiter: »Kein Mensch, sei es Mann oder Frau, soll einen Aderlaß machen, solange er in seiner Entwicklung an Größe und Körpergewicht zunimmt, weil er den Menschen körperlich schwächen würde ... Nach dem 20. Lebensjahr kann er wegen irgendeiner Krankheit zur Ader gelassen werden, aber nur wenig. Wenn er körperlich gesund ist, soll er (in diesem Alter) noch keinen Aderlaß machen, sondern Schröpfen oder Brennen lassen, weil seine Blutgefäße und das Blut noch nicht voll entwickelt sind. Hat er aber das reife Alter von 30 Jahren erreicht, kann er, ob krank oder gesund, nach Belieben Aderlaß durchführen ... bis zum 50. Lebensjahr.«

Doch: »Nach dem 50. Lebensjahr, wenn Blut und Phlegma beim Manne abnehmen und der Körper auszutrocknen beginnt, soll nur einmal im Jahr zur Ader gelassen werden, und zwar nur zur Hälfte wie gewöhnlich bis zum 80. Lebensjahr.«

Fallbeispiel

➺ Der Patient klagte seit zwei Jahren über Kniegelenksbeschwerden mit deutlichen Schmerzen durch eine Arthrose. Im Krankenhaus wurden verschiedene konventionelle Therapiemaßnahmen durchgeführt, die aber keine Schmerzfreiheit brachten, sondern es wurde weiterhin mit Rheumamitteln behandelt. Wiederum traten Entzündungen und Ergüsse im rechten Knie auf, die fünfzehnmal hintereinander punktiert und abgesaugt wurden. Nach Aderlaß wird eine Goldkur eingesetzt, wodurch der Erguß zurückgeht und die Schmerzen verschwinden. Rheumamittel müssen nicht mehr genommen werden.

Aderlaß bei der Frau

Bei der Frau sollte der Aderlaß vom zwölften bis zum hundertsten Lebensjahr durchgeführt werden. Ganz besonders wichtig und nützlich ist der Aderlaß für sie, weil »... die Frau in ihrem Körper viel mehr schädliche Säfte und krankmachende Fäulnisstoffe besitzt als der Mann. Daher soll die Frau vom 12. Lebensjahr an nach den gleichen Regeln zur Ader lassen wie der Mann, aber bis zum 100. Lebensjahr, weil wegen der schädlichen Säfte und zersetzenden Stoffe für sie eine größere Notwendigkeit besteht als beim Mann, wofür schon die monatliche Regelblutung spricht. Würde die Frau nicht von den schädlichen Säften und verdorbenen Fäulnisstoffen gereinigt, würde sie am ganzen Körper anschwellen und sich aufblähen und nicht leben (und sterben) können.«

Fallbeispiele

- Die 64jährige Hausfrau litt infolge einer Quecksilbervergiftung durch Amalgamplomben bereits fünfzehn Jahre an einer ausgeprägten Polyarthritis, die nur mit starken chemischen Schmerzmitteln auszuhalten war. Eine Woche Rheumakur im Hildegard-Kurhaus, Aderlaß, Schröpfen, Dinkelkost, Darmsanierung, Goldkur, Wasserlinsenelixier und Selleriesamen-Pulvermischung führen zur Verbesserung, so daß alle chemischen Schmerzmittel überflüssig und abgesetzt werden.
- Die 58jährige Patientin litt seit drei Jahren an Fingerarthritis mit dicken, geschwollenen Fingergelenken. Nach

Aderlaß und dem Einsatz von Selleriesamen-Pulvermischung werden die Hände derartig entwässert, daß die von der Fingerarthritis hervorgerufenen Schmerzen völlig verschwinden.

Die geeignete Vene wählen

Hildegard hat sogar ganz exakt beschrieben, an welchen Blutgefäßen der Aderlaß vorgenommen wird: »Man muß wissen, daß in der Kopfader *(vena cephalica)* mehr Säfte fließen als in der Mittelader *(vena mediana)* und der Leberader *(vena hepatica)*. Daher ist es gesünder, wenn die Blutentziehung öfter an der Kopfader vorgenommen wird. Denn wer viel Phlegma im Kopf und in der Brust hat (Auswurf) oder wem der Kopf brummt, so daß sein Gehör manchmal verlorengeht, soll den Aderlaß an der Kopfader vornehmen ... Leidet aber jemand an Leber oder Milz, oder hat jemand Atembeschwerden in Hals und Kehle (Basedow, Asthma) oder Sehkraftverlust der Augen, so muß der Aderlaß an der Lebervene durchgeführt werden ...« (CC 121,35ff.)

Jede Vene hat ihre ganz speziellen Organverbindungen und Indikation. Bei Katarrh von Kopf und Brust, Auswurf, Verschleimung, Kopfschwindel, Gehörschwäche, wird die Kopfvene geöffnet.

Die Mittelvene wird bei Lungen- und Seitenschmerzen, Herzschmerzen und Depressionen geöffnet.

Die Lebervene ist bei Leber- und Milzleiden, Atemnot (Asthma), Schilddrüsenleiden, Kropf und Sehschwäche angezeigt.

Nüchtern sein

Der Aderlaß soll im vollnüchternen Zustand durchgeführt werden, das heißt mindestens vier Stunden vorher nicht essen und nicht trinken. Beim Essen und Trinken mischen sich die Säfte, so daß eine Trennung nicht mehr möglich ist. Daher mußte schon so mancher Patient, der gut gefrühstückt hatte, vom Aderlaß ausgeschlossen werden, weil es heißt: »Will also ein Mensch eine Ader zur Verminderung des Blutes anschneiden, so soll er dies nüchtern tun, denn solange der Mensch nüchtern ist, sind die in ihm vorhandenen Säfte noch einigermaßen vom Blut getrennt, und das Blut fließt dann im Menschen in rechter Weise und nicht zu rasch wie ein Bach, der in seinem Bette, frei von jeder Bewegung durch Wind und Wetter, richtig und ordentlich dahinfließt. Hat aber ein Mensch Speise zu sich genommen, dann beginnt das Blut in ihm etwas stärker zu strömen; die Säfte vermischen sich so mehr mit ihm, und beide können dann nicht mehr leicht voneinander geschieden werden. Daher also soll der Aderlaß vorgenommen werden, wenn der Mensch nüchtern ist, damit die vom Blut getrennten Säfte um so leichter ausfließen können. Eine Ausnahme findet nur statt, wenn ein Mensch sehr hinfällig und schwach ist. Er kann vor dem Anschneiden der Ader etwas Nahrung zu sich nehmen, damit er nicht ohnmächtig wird.«

Der richtige Zeitpunkt nach dem Mond

Besonders der Mond steuert und reguliert den Säftehaushalt in der Natur. Ebbe und Flut werden vom Mond bestimmt. Bei zunehmendem Mond steigen die Säfte in Bäumen und Früchten, und bei abnehmendem Mond gehen sie wieder in die Wurzeln zurück. Saat und Ernte werden von diesem Rhythmus beeinflußt.

Auch im Menschen steigen und fallen die Säfte mit dem Mond. Bei zunehmendem Mond nimmt das Blut im Menschen zu. Bei abnehmendem Mond nimmt es beim Menschen ab. Daher wird bei Hildegard der Aderlaß bei abnehmendem Mond durchgeführt, das heißt: Der Aderlaß muß am ersten bis sechsten Tag des Vollmondes vorgenommen werden: »Er (der Mensch) soll aber bei abnehmendem Monde zur Ader gelassen werden, also am ersten Tag, wenn der Mond anfängt abzunehmen, oder am zweiten, dritten, vierten, fünften oder sechsten Tage und dann nicht mehr, weil ein früherer oder späterer Aderlaß nicht soviel Nutzen bringen wird. Nicht aderlassen soll man bei zunehmendem Mond, weil solcher Aderlaß schädlich ist, da jetzt die mit dem Blut vermischte faulige Flüssigkeit sich nicht leicht von ihm scheiden kann. Bei wachsendem (zunehmendem) Mond fließen nämlich Blut und zersetzte Flüssigkeit gleichzeitig wie in gegenseitig richtiger Menge im Menschen und lassen sich nicht leicht voneinander trennen.«

Nach dem Aderlaß

Nach dem Aderlaß soll sich der Patient Ruhe und Erholung gönnen. Außerdem soll er seine Augen vor Lichteinfluß schützen (kein Fernsehen, kein Skifahren oder Arbeiten am Computer) und eine geeignete Diät einhalten: »Nach dem Aderlaß muß sich der Mensch drei Tage lang vor den Strahlen des hellen Lichtes der Sonne wie auch vor dem Scheine des brennenden Feuers in acht nehmen, weil während dieser drei Tage das Blut im Menschen durch diese Helligkeit erschüttert wird und bebt und häufig dem Herzen Schaden bringt.« (CC 125,10–15)

Ebenso hat der Aderlaß nur dann die richtige Heilwirkung, wenn für eine gewisse Zeit eine Aderlaßdiät eingehalten wird:

- Nach dem Aderlaß sind zwei Tage lang verboten: pikante Speisen, Wurstwaren, alles Gebackene und Gebratene, Käse, Senf und Hering sowie sehr fette Speisen, Schweinefleisch, Rohgemüse, Rohsäfte, Rohobst, starker Wein, Spirituosen und Bohnenkaffee.
- In kleinen Mengen sind erlaubt: Dinkel, Obst und Gemüse, gedünstete Äpfel und Zwieback sowie Fencheltee, Dinkelkaffee und leichter Weißwein oder gelöschter Wein.
- Empfohlen sind: alle Dinkelprodukte, Dinkelkaffee, dünner Schwarztee, Kräutertee, Hühnersuppe, Graham-

brot und altes Hefegebäck, Brötchen, Teigwaren, Hecht, Barsch, im Sommer Lamm- und Ziegenfleisch in Maßen, Fenchelgemüse, Rüben, Kürbis, grüne Bohnen und Sellerie.

- Eine Woche lang sind zu meiden: Käse, alle Kohl- und Krautarten, Gurken, Feigen, Heidelbeeren (Schwarzbeeren), Leinsamen und Senfkörner.
- Für immer sind zu vermeiden: die vier Küchengifte (Erdbeeren, Pfirsiche, Pflaumen, Porree oder Lauch) und Rohkost.

Schröpfen, die rasche Hilfe

Beim Schröpfen wird örtliches Blut abgeleitet, indem man auf der Haut eine Glocke aus Glas mittels Vakuum aufsetzt. Bei dieser Ausleitungsmethode wird Blut in die Haut gesogen (unblutiges Schröpfen) oder fließt aus vorher angebrachten Einritzungen (Skarifikation) in der Haut nach außen ab (blutiges Schröpfen).
Wer starke Schmerzen hat und rasche Hilfe braucht, kann sein Leiden lindern, indem er sich von einem erfahrenen Hildegard-Therapeuten schröpfen läßt. Das Schröpfen bringt bei allen Schmerzarten Erleichterung, ob es sich nun um einen Migräneanfall, einen steifen Hals, Hexenschuß, Ischias oder Muskel- und Gelenkrheumatismus handelt: »Schröpfen *(sacrificatio)* ist zu jeder Zeit gut und nützlich, damit die schädlichen Säfte und Schleime (Lymphe), die im Menschen sind, vermindert werden. Denn zwischen Haut und Fleisch befinden sich jede Menge Schleime, die dem Menschen besonders schaden. Daher hilft das Schröpfen mehr den Jungen wie den Alten, weil die Jugendlichen mehr Säfte als die Alten haben. Das Schröpfen ist daher auch besser im Sommer als im Winter, da die Menschen im Sommer mehr frische Speisen mit frischem und kräftigem Saft zu sich

nehmen als im Winter und sich durch diese frische Schleimstoffe zuziehen.«
Wer geschröpft wird, darf mindestens vier Stunden vorher nichts gegessen und getrunken haben. Erst kurz vor dem Schröpfen bekommt er sein »Schröpfer-Frühstück«: gelöschten Wein und einen Dinkelknauzer, und zwar aus folgenden Gründen: »Wer sich schröpfen lassen will, muß nüchtern sein, weil dadurch Serum und Blut getrennt ausfließen. Denn wenn der Mensch gefrühstückt hat, mischt sich das Blut, und wenn er dann geschröpft wird, fließt das Brunnwasser mit dem Blut aus. Damit der Mensch nicht am Herzen geschwächt wird, soll er vor dem Schröpfen ein wenig Brot und Wein zu sich nehmen.«
Hildegard gab eine ganz genaue Indikation und nannte die Stellen, an denen man schröpfen soll, denn genau definierte Areale der Hautoberfläche stehen über nervale Zuordnungen jeweils mit ganz bestimmten Organen in Verbindung. Daher kann man durch das Schröpfen auch von der Haut auf das Körperinnere einwirken. Hildegard nahm somit schon vorweg, was erst Jahrhunderte später als die sogenannten Head-Zonen Eingang in die Geschichte der Naturmedizin finden sollte (nach dem Londoner Neurologen Sir Henry Head [1861–1940]).
Am besten reagieren Kreuzschmerzen, Hexenschuß, Ischias und Bandscheibenschmerzen auf das Schröpfen. Hier wird an den Ilien, oberhalb des Gesäßes, neben dem Kreuzbein geschröpft: »Wer Schmerzen in der Seite oder bis in die Oberschenkel (Ischias) hat, soll die Schröpfköpfe in Höhe der Hüfte an den Ilien aufsetzen.«

Fallbeispiele

➺ Die 56jährige Patientin litt bereits seit zwanzig Jahren an chronischer Polyarthritis, die mit Cortison, Methotrexat und Diclofenac als Dauertherapie erfolglos behandelt wurde. Nach Schröpfen, hildegardischem Aderlaß, Wasserlinsenelixier und der Goldkur verschwinden die Beschwerden, so daß nach kurzer Zeit auf das Rheumaschmerzmittel und nach einem halben Jahr auf Methotrexat und Cortison verzichtet werden kann.

➾ Die 53jährige Patientin litt seit zwei Jahren an einer psoriasisartigen Hauterkrankung. Seit einer Bluttransformation 1973 vertrug sie sämtliche Chemotherapeutika schlecht und reagierte auf gewisse Nahrungsmittel allergisch. Seit Sommer 1990 kam sie ins Krankenhaus wegen bakterieller Epiglottitis (Kehlkopf- bzw. Kehldeckelentzündung). Danach traten wiederholt rheumatische Schübe mit Schmerzen, Schwellungen und Steifheit an den Fingern und Fußgelenken auf. Nach dem hildegardischen Schröpfen hat die Patientin nun keine Schmerzen mehr in den Händen; sie kann wieder ihre Finger biegen und arbeiten.

➾ Die 58jährige Patientin litt unter starken Rückenschmerzen infolge eines Bandscheibenvorfalls, der entzündete und eine Ischialgie auslöste; sie fühlte sich »wie von einer Keule erschlagen«. Nachdem der Chiropraktiker die Wirbelsäule wieder eingerenkt hatte, wurden alle möglichen chemischen Schmerzmittel sowie Cortison eingesetzt, die alle nicht geholfen haben. Selbst durch Massage waren die Rückenschmerzen nicht zu beseitigen. Nach zweimaligem Schröpfen im Abstand von zwei Wochen sind sämtliche Beschwerden völlig beseitigt. Ihre Ernährung hatte sie vorher schon auf konsequente Dinkelkost, Obst und Gemüse umgestellt.

Moxibustion *oder* bessere Durchblutung durch Brennkegel

Wie die beiden Ausleitungsverfahren Aderlaß und Schröpfen sollte auch die Moxibustion von einem erfahrenen Hildegard-Therapeuten durchgeführt werden. Es handelt sich bei dieser therapeutischen Maßnahme um eine gezielte

Wärmeanwendung, bei der Moxen (Brennkegel) überwiegend auf den Reflexzonen (siehe den vorangegangenen Abschnitt, Head-Zonen) des Rückens aufgesetzt werden, vor allem auf den Schmerzpunkten.
Durch die Erwärmung öffnen sich die Blutgefäße und sorgen für eine gute Durchblutung, wodurch eine bessere Sauerstoffversorgung von Muskeln, Organen und Geweben sowie eine bessere Entsorgung und Entschlackung einsetzt. Dadurch wirken die Moxen schmerzlindernd bei Kopfschmerzen und Schmerzen der Sinnesorgane: »Die Moxibustion ist zu jeder Zeit gut und nützlich, weil es, behutsam ausgeführt, die Säfte und Lymphstoffe des Unterhautgewebes vermindert und dem Körper Gesundheit bringt. Es ist gut für Junge und Alte. Für die Jungen, weil, wenn der Körper noch wächst, auch die schlechten Säfte zunehmen. Für die Alten, weil Schleime zwischen Haut und Fleisch zurückbleiben, während Fleisch und Blut im Alter abnehmen.«
Die Moxen eignen sich besonders gut zur Behandlung von Muskelversteifungen, Muskelverspannungen und bei rheumatischen Schmerzen wie Muskel- oder Gelenkrheuma. Wie Hildegard schrieb, können die Moxen auch bei Verdauungsbeschwerden, bei Magen-Darm-Spasmen, Gallen- und Nierenleiden sowie bei Unterleibskrämpfen verwendet werden, da die Wärmetherapie immer krampf- und schmerzstillend ist.
Als absolute Kontraindikation können alle fieberhaften Erkrankungen betrachtet werden; insbesondere sämtliche Infektionen dürfen nicht durch die Wärmetherapie noch mehr angeregt werden.

Fallbeispiel

»Ich war nicht mehr in der Lage, den Arm zu heben, um die Haare zu kämmen. Die linke Schulter schmerzte und war nicht mehr frei beweglich. Täglich bekam ich einmal eine Moxa-Behandlung und konnte nach acht Tagen meinen Arm wieder heben, weil die Schulter durch die Moxa-Behandlung frei beweglich wurde. So brauche ich auch keine Schonhaltung mehr.«

Die Reinigung der Seele

Nachdem Hildegard ihre medizinischen Bücher *Causae et Curae* und *Physica* abgeschlossen hatte, widmete sie in den Jahren 1158 bis 1163 ihre ganze Aufmerksamkeit den Heilkräften der Seele. Es entstand das große psychotherapeutische Buch von den Verdiensten der Seele, in dem der Kampf der Tugenden und Laster beschrieben ist. Zu den dreißig Tugenden des *Scivias*-Buches fügte Hildegard noch fünf Leitkräfte hinzu und stellte jeder Tugend ein Laster zur Seite. Auf diese Art entstand eine Psychotherapie mit 35 Konfliktpaaren – angeordnet von Kopf bis Fuß –, die alle Stationen des menschlichen Lebens beschreiten, von der Empfängnis bis zum Tod (siehe weiter unten). So entstand ein brauchbares Konzept, das alle Problemkreise des Menschen im Laufe seines Lebens umfaßt, wobei in 28 von 35 Fällen das Fasten das Universalheilmittel ist, um hinter den Lasten und Lastern die Tugenden und Heilkräfte zu finden.

Heilfasten nach Hildegard

Mit diesen Fasten- und Aufbauseminaren haben wir in den letzten fünfzehn Jahren Hunderten von Patienten aus seelischen Krisen geholfen. Besonders geeignet ist das Fasten, um schwierige Lebensfragen sinnvoll zu lösen, etwa: Welche seelischen Ursachen haben mein Leiden verursacht, und wie kann ich diese Wunden wieder heilen?

Doch das Fasten ist besonders bei Patienten mit Gicht, Weichteil- und Gelenkrheuma auch in körperlicher Hinsicht nützlich. Bei akuten Rheumaschüben und Gichtanfällen sollte man diese Maßnahme allerdings unter ärztlicher

Aufsicht in einer Fastenklinik durchführen, weil sich durch die vermehrte Ausschwemmung von Harnsäure die Symptome zunächst verstärken können. Dennoch ist auch in diesem Falle Fasten angezeigt.
Man kann das Fasten in drei Schwierigkeitsgruppen durchführen:

1. Leichtester Schwierigkeitsgrad: eine Ernährungsumstellung auf Dinkel, Obst und Gemüse mit einmal wöchentlich Fisch und einmal wöchentlich Fleisch.
2. Mittlerer Schwierigkeitsgrad: jeden Tag normale Hildegard-Küche auf der Basis von Dinkel, Obst und Gemüse, aber jeden zweiten Tag Brotfasten, das absolut frei ist von tierischem Eiweiß und Fett. Zum Beispiel morgens Habermus oder Dinkelbrot. Mittags Kopfsalat mit butterweich gekochten Dinkelkörnern. Abends Dinkelschrotsuppe mit Gemüse und Dinkelbrot. Es kann soviel Brot gegessen werden, bis ein Sättigungsgefühl eintritt, aber ohne Wurst, Käse oder Eier. Dieses Fasten kann drei bis sechs Monate lang ohne Probleme durchgeführt werden.
3. Höchster Schwierigkeitsgrad: das Hildegard-Fasten auf der Basis von Dinkelgrieß-Gemüsesuppen, Fencheltee, Apfelsaft oder Dinkelkaffee. Auch diese Schutzkost verzichtet auf tierisches Eiweiß und ist ein gutes Vorbeugungsmittel gegen Rheuma und Gicht sowie die übrigen Zivilisationskrankheiten.

Es gibt aus ernährungsbedingter Sicht genügend Gründe, mindestens

- einmal täglich,
- einmal einen Tag wöchentlich,
- einmal eine Woche monatlich,
- einmal einen Monat jährlich

auf tierisches Eiweiß und Milcheiweiß zu verzichten. Die Hildegard-Küche ist abwechslungsreich, wohlschmeckend

und stellt an den Koch keine besonderen Anforderungen. Das Geheimnis liegt darin, in den Mittelpunkt den Dinkel und seine Produkte zu stellen und sie mit den heilenden Lebensmitteln zu ergänzen.
Nach dem Fasten ist der beste Zeitpunkt, um über eine gesunde und optimale Ernährung nachzudenken. Doch zunächst geht es um die geeignete Kost für die Aufbauwoche. Auf der rechten Seite finden Sie einen typischen Speiseplan für eine Aufbauwoche, wie sie nach dem Fasten im Hildegard-Kurhaus durchgeführt wird.

Die Psychotherapie der hl. Hildegard

Der Kampf gegen die Symptome des rheumatischen Formenkreises wird ein gutes Stück gewonnen, wenn man versucht, durch richtiges Essen und Trinken, genügend Schlaf und Bewegung und Vermeidung der äußeren Risikofaktoren Rheuma und Gicht zu beseitigen. Doch nur wer in der Lage ist, sein Leben von Grund auf zu ändern, und die Ursachen, die das Rheuma ausgelöst haben, erkennt, verarbeitet und beseitigt, kann davon ausgehen, daß er dem entzündlichen Prozeß die Lebensgrundlage entzieht. Für diese Aufgaben sind Kräfte notwendig, die sich in der tiefsten Seele des Menschen befinden und ihre Ursprünge bei Gott haben. Hildegard nannte diese Heilkräfte »das göttliche Militär« *(milicia Dei)* und »operierende Kräfte« *(operarii Dei)*. Diese Vorstellungen Hildegards sind schon mehr als 850 Jahre alt und werden heute durch die neue Wissenschaft der Psycho-Neuro-Immunologie Zug um Zug entschlüsselt. Wir erkennen jetzt immer mehr die großartigen Zusammenhänge zwischen Schöpfer, Kosmos, Mensch und Schöpfung, dieses Zusammenspiel von Lebensenergie und Materie, deren Energiefelder über biochemische Botenstoffe miteinander verknüpft sind.
Alles hängt laut Hildegard untrennbar miteinander zusammen und ist zusätzlich über die vier Elemente mit dem Kos-

Speiseplan für eine Fasten-Aufbauwoche

Morgens sollten Sie an jedem Tag Habermus essen (siehe das Kapitel »Speiseplan für Rheumapatienten«).

Sonntag

- mittags: klare Brühe mit Gemüsestreifen, gedünstete Fenchelhälften und Karotten, Dinkelreis, grüner Salat, Apfelkompott,
- abends: Suppe, Rote-Bete-Auflauf, vegetarischer Auflauf.

Montag

- mittags: Gemüsesuppe, Grießklößchen mit Quendelsauce, Bohnen, Pastinaken, grüner Salat, Birne Melba,
- abends: Fenchel-Orangen-Mandel-Salat, Maronenaufstrich.

Dienstag

- mittags: Maronensuppe, bunter Gemüseauflauf, grüner Salat, rote Grütze.
- abends: Gemüse-Nudel-Salat.

Mittwoch

- mittags: Karottencremesuppe, Kichererbsenpüree, Gemüseplatte, Salat, Sauerkirschkompott,
- abends: Apfel-Zwieback-Auflauf, Rotweinsauce.

Donnerstag

- mittags: Rote-Bete-Suppe, Karotten-Sellerie-Gemüse, Salat, Maronenkuchen,
- abends: Fenchel-Apfel-Salat, vegetarischer Aufstrich.

Freitag

- mittags: Dinkelschrotsuppe, Fischfilets mit Weinsauce auf Blattspinat, Salat, Obstsalat,
- abends: Gemüsesülze, vegetarischer Aufstrich.

Samstag

- mittags: Kürbissuppe, Kräutergrießschnitten im Dampf gegart mit Muskatsauce, Karotten und Sellerie, grüner Salat, Bratapfel mit Zimt und gehackten Mandeln gefüllt,
- abends: Gemüsehörnchen, Salat.

mos verbunden, wobei Feuer und Luft himmlischer und Wasser und Erde irdischer Natur sind. Diese vier fügen sich im Menschen zusammen, wobei jedes Element das andere unter Kontrolle und im Gleichgewicht hält. Jedes Element aber wird durch den Meister regiert. Diese Zusammenhänge regeln das ganze Universum.

Vor dieser Gesamtschau können wir auch die Zusammenhänge der menschlichen Existenz mit Leib und Seele, Gedanken und Gefühlen sowie den natürlichen Kräften verstehen, die Gesundheit oder Krankheit regulieren. Krankheiten entstehen, wie Hildegard immer wieder betonte, durch die Verletzungen, Kränkungen und Wunden der Seele. Die Seele ist aber auch in der Lage, Heilkräfte zu mobilisieren, die sie über das Bewußtsein in Vorstellungen, Bilder, Gedanken oder Willenskräfte umsetzt. Im Gehirn, im Hypothalamus, dem Gefühls- und Gedankenzentrum des Menschen, werden sie in biochemische Moleküle und Nervenströme transformiert. Von hier aus gelangen sie in die Hirnanhangsdrüse, die diese Impulse in Hormone übersetzt und damit Schilddrüse, Nebennieren und Sexualorgane reguliert.

Von ganz großer Bedeutung ist die Erkenntnis, daß auch das körpereigene Immunsystem mit der Psyche über die gleichen Botenstoffe verbunden ist. Durch dieses Zusammenspiel hat der Mensch seine allerstärksten Einflußmöglichkeiten, Krankheiten unter Kontrolle zu halten. Alle 35 von Hildegard beschriebenen Tugendkräfte (siehe unten) sind in der Lage, die körpereigene Heilungskraft gegen Krankheiten zu aktivieren, alle 35 negativen seelischen Risikofaktoren schwächen diese Kraft.

Es ist also wichtig, die inneren Schwächen, die die Abwehr- und Selbstheilungskraft unterdrücken, unerschrocken zu erkennen, weil sie die eigentlichen krankheitsauslösenden Ursachen sind, und hinter ihnen die seelischen Heilkräfte zu sehen, die uns aus diesen Konflikten wieder herausführen.

Auf der rechten Seite der nachfolgenden Tabelle finden Sie die Heilkräfte der Seele (»Tugenden«), die in der Lage sind, den Abwehr- und Gesundungsprozeß in Gang zu bringen. Auf der linken Seite sind die 35 inneren seelischen Risikofaktoren (»Laster«) aufgeführt, die ihn hemmen und damit auch Rheuma und Gicht auslösen und fortbestehen lassen.

Laster und Tugenden

Kopfregion	*Das Leben vor dem Leben*
1. Liebe zur Welt	1. Liebe zum Himmlischen
2. Ausgelassenheit	2. Disziplin
3. Vergnügungslust	3. Bescheidenheit
4. Unbarmherzigkeit	4. Barmherzigkeit
5. Feigheit	5. Gottvertrauen
6. Zorn	6. Geduld
7. Schadenfreude	7. Sehnsucht zu Gott
Rumpf–Hüfte	*Schwangerschaft*
8. Gefräßigkeit	8. Enthaltsamkeit
9. Verbitterung	9. Großzügigkeit
10. Unzuverlässigkeit	10. Güte
11. Lüge	11. Wahrheitsliebe
12. Streitsucht	12. Friede
13. Unglückseligkeit	13. Glückseligkeit
14. Maßlosigkeit	14. das rechte Maß
15. Gottlosigkeit	15. Seelenheil
Oberschenkel–Knie	*Kindheit und Jugend*
16. Hochmut	16. Demut
17. Neid	17. Nächstenliebe
18. Ruhmsucht	18. Gottesfurcht
19. Ungehorsam	19. Gehorsam
20. Unglaube	20. Glaube
21. Verzweiflung	21. Hoffnung
22. Wollust	22. Keuschheit

Waden–Knöchel	*Erwachsenenalter*
23. Ungerechtigkeit	23. Gerechtigkeit
24. Schwäche	24. Stärke
25. Gottvergessenheit	25. Heiligkeit
26. Unbeständigkeit	26. Beständigkeit
27. Sorge um das Irdische	27. Sehnsucht zum Himmel
28. Hartherzigkeit	28. Herzensgüte
29. Habsucht	29. Weltverachtung
30. Zwietracht	30. Eintracht

Füße	*Alter*
31. Schrulligkeit	31. Ehrfurcht
32. Umherschweifen	32. Stabilität
33. Magie	33. Gottesdienst
34. Geiz	34. Genügsamkeit
35. Weltschmerz	35. himmlische Freude

Sie können nun entweder links oder rechts anfangen, sich besonders im Hinblick auf Rheuma und Gicht zum Beispiel das Kräftepaar Nummer 6 vornehmen und sich fragen: »Gerate ich leicht in Zorn, oder bin ich eher ein Mensch, der sich stets in Geduld übt?« Oder Nummer 14: »Neige ich eher zur Maßlosigkeit, oder bin ich stets bestrebt, das rechte Maß zu finden?«

Hat man sein eigenes Kräftepaar gefunden, so empfiehlt es sich, dieses Thema ehrlich aufzuarbeiten und die von Hildegard angeratenen Reinigungs- und Heilungsmethoden für die Seele durchzuführen. (Näheres hierzu finden Sie in dem Buch »Heilen mit der Kraft der Seele. Die Psychotherapie der heiligen Hildegard« [siehe Literaturverzeichnis].)

Wie schon beschrieben wurde, sind alle diese Kräftepaare über das Nervensystem mit dem Körper und seinen Abwehrkräften verbunden.

Symbolisch sah Hildegard einen Menschen im Universum stehen und beschrieb seine Körpersegmente von Kopf bis

Fuß im Zusammenhang mit den Körperpaaren: »Ich sah einen Mann von solch einem hohen Wuchs, daß er von der obersten Höhe der Himmelswolken bis hinunter in die Abgründe reicht. So stand er da: Von seinen Schultern aufwärts ragte er über die Wolken hinaus in den strahlenden Äther (Kopfregion). Von den Schultern abwärts bis zu seinen Hüften umschwebte ihn, unterhalb der erwähnten Wolkenschicht, eine andere blendendweiße Wolke (Rumpf-, Hüftregion). Von den Hüften bis zu seinen Knien umspielte ihn die irdische Luft (Oberschenkel-, Knieregion). Von den Knien bis zu seinen Waden befand er sich in der Region der Erde (Waden-, Knöchelregion). Seine Füße schließlich tauchten in die Wasser des Abgrundes, jedoch so, daß er dabei noch über dem Abgrund stand (Fußregion).«

35 seelische Kräftepaare schrieb Hildegard dem Menschen zu. Er hat aber auch 35 Wirbel, aus denen links und rechts jeweils ein Nervenstrang heraustritt, um ganz bestimmte Körpersegmente und Organe zu regulieren. Die heutige Anatomie bestätigt diese vier Segmente mit insgesamt 35 Wirbelkörpern, wobei die letzten Wirbel an Kreuzbein und Steißbein verwachsen sind. Hildegards letzte Gruppe, Nummer 31 bis 35, die den Füßen zuzuordnen ist, hat übergeordnete Funktionen in bezug auf die vorangehende Gruppierung: Nummer 31 ist der ersten Gruppe, Nummer 32 der zweiten, Nummer 33 der dritten und Nummer 34 der vierten Gruppe übergeordnet. Nummer 35, der Weltschmerz und die Himmlische Freude, triumphieren über alle anderen Kräfte. Daher ist es in der Hildegard-Heilkunde auch so wichtig, dem Rheumapatienten Freude zu bereiten und dadurch die Schwarzgalle, »Ursache allen Übels«, zu beseitigen.

Rheuma-und-Gicht-Lexikon

Antioxidantien: Beim Stoffwechsel des Menschen treten kurzzeitig sogenannte freie Radikale auf, das sind stark reaktionsfähige Atomgruppen, die in der Lage sind, das ihnen fehlende Elektron den anderen organischen Molekülen des Körpers »gewaltsam« zu entreißen, wodurch diese Moleküle ihrerseits wieder radikal werden und eine Kettenreaktion auslösen können. Der Körper setzt freie Sauerstoffradikale auch ein, um eindringende Krankheitserreger zu eliminieren. Bei einer Überbelastung des Körpers durch Giftstoffe tritt eine überschießende Entzündungsreaktion auf, bei der das Immunsystem autoaggressiv wird und selbst körpereigenes Eiweiß, beim Rheuma zum Beispiel Bindegewebe oder Gelenkkapseln, mit freien Radikalen zerstört. Viele pflanzliche Nahrungsmittel sind in der Lage, die freien Radikalen einzufangen. Man nennt sie »Antioxidantien«, dazu gehören besonders das Vitamin C, Vitamin A, E, gewisse B-Vitamine sowie Mineralien wie Magnesium, Selen und Zink, aber auch die roten und die gelben Blüten-, Früchte- und Gemüsefarbstoffe, die sogenannten Bioflavanoide. Menschen, die viel Dinkel, Obst und Gemüse essen, haben dadurch einen besonderen Schutz vor Rheumatismus und vielen anderen Autoimmunerkrankungen.

Arachidonsäure: vierfach ungesättigte essentielle Fettsäure, kommt in tierischem Eiweiß als Fett vor, erhöht die Bildung von Prostaglandin (siehe dort).

Arthritis: rheumatische Entzündung der schützenden Gelenkhaut. Im chronischen Stadium werden durch Enzyme sogar Knorpel und Knochen angegriffen und zerstört. Symptome: schmerzhafte Gelenkschwellung. Prinzipiell können sämtliche Gelenke des Körpers angegriffen werden, wobei man diesen Zustand »chronische Polyarthritis« nennt.

Arthrose: Bezeichnung für eine nichtentzündliche, auf Abnutzung zurückzuführende (degenerative) Gelenkserkrankung.

Autoantikörper: Bei einer krankhaft durchlässigen Magen- und Darmwand, einer der wichtigsten Ursachen von Rheuma und Gicht, geraten Antigene ins Blut, die das Immunsystem zur Produktion von körpereigenen Autoantikörpern anregen, welche wiederum das körpereigene Bindegewebe irrtümlich als »fremd« einordnen und zerstören.

Bechterew-Krankheit: rheumatische Entzündung der Wirbelsäule, benannt nach dem Leningrader Neurologen Wladimir von Bechterew (1857–1927).

Boeck-Krankheit: siehe Sarkoidose.

Borreliose: Infektionskrankheit, wobei durch einen Zeckenbiß Borrelien ins Blut übertragen werden und hier Gelenksentzündungen auslösen können.

Bouchard-Arthrose: altersbedingter Verschleiß der Fingermittelgelenke, meistens mit erblicher Vorbelastung. Benannt nach dem Pariser Pathologen Charles Bouchard (1837–1915). Siehe auch Heberden-Arthrose.

Blut(körperchen)senkung (BKS): Wenn Blut ungerinnbar gemacht wurde, sinken die Blutkörperchen ab. Die Geschwindigkeit der BKS kann in einem graduierten Röhrchen gemessen werden. Bei Entzündungen wie Rheuma ist die BKS beschleunigt.

Bursitis: Schleimbeutelentzündung mit Schwellungen, bei denen die Gelenksflüssigkeit an den Beuteln, die die Gelenke schmieren, vermehrt auftritt.

Cortison: natürliches Hormon der Nebennierenrinde. Das körpereigene Hormon hemmt Entzündungen und hat keine Nebenwirkungen. Es kann durch den hildegardischen Aderlaß stimuliert werden. Körperfremdes Cortison wird ebenfalls unter anderem zur Entzündungshemmung eingesetzt, hat aber auf die Dauer erhebliche Nebenwirkungen.

Endoprothese: künstliches Gelenk von Hüfte oder Knie.

Fibromyalgie/Fibrositis: rheumatische Entzündung von Muskeln und Bindegewebe durch Autoaggression der körpereigenen Abwehrkraft. Die Krankheit kann auf den ganzen Körper übergreifen und verursacht Steifheit, Schmerzen, Müdigkeit und

Schwäche im Muskel- und Bindegewebe, meistens im Schulter-, Nacken- und Lendenbereich, um Hüfte und Kniegelenke. Die Krankheit tritt allein, aber auch gemeinsam mit der rheumatischen Arthritis und der Lyme-Borreliose auf.

Freie Radikale: siehe Antioxidantien.

Gicht: Zerstörung der Gelenke durch Anlagerung von Harnsäurekristallen infolge eines ernährungsbedingten erhöhten Harnsäurespiegels im Blut.

Harnsäure: Harnsäure ist das Stoffwechselendprodukt beim Abbau von Eiweiß und Purinen. Beim übermäßigen Verzehr von tierischem und pflanzlichem Eiweiß kann es zu einem erhöhten Harnsäurespiegel im Blut kommen, wodurch die Harnsäurekristalle sich an den Gelenken ablagern, um hier von Zeit zu Zeit einen heftigen Gichtanfall auszulösen.

Heberden-Arthrose: Die nach dem Londoner Arzt William Heberden (1710–1801) benannten Heberden-Knoten treten besonders zusammen mit einem Verschleiß der Fingermittelgelenke auf (Bouchard-Arthrose, siehe dort). Die betroffenen Gelenke werden dabei dicker und entzünden sich.

HLA-System: HLA-Gene *(human leucocyte antigen system)* befinden sich in den Chromosomen des menschlichen Erbgutes und deuten auf gewisse rheumatische Erkrankungen hin. Das Vorliegen der HLA-Gene bedeutet aber keinesfalls, daß man diese Krankheiten bekommen muß. Erst wenn sie zum Beispiel durch Umweltgifte stimuliert werden, kann dadurch das Rheuma ausbrechen.

Hyperurikämie: erhöhter Harnsäurespiegel im Blut.

Ileosakralgelenk: Gelenk zwischen Kreuzbein und Darmbein, wird besonders bei der Spondylitis (Bechterew-Krankheit, siehe dort) angegriffen.

Immunkomplexe: entstehen bei der Abwehrreaktion des Körpers durch eine Vereinigung des Antikörpers mit dem Fremdkörper, dem sogenannten Allergen, um dieses zu zerstören. Bei der Ablagerung des Immunkomplexes im Bindegewebe wird dieser Komplex vom Abwehrsystem ebenfalls durch eine Entzündungsreaktion angegriffen, wodurch eine rheumatische Arthritis ausgelöst werden kann.

Iridozyklitis: rheumatische Entzündung der Regenbogenhaut als

Begleitsymptom der chronischen Polyarthritis bzw. Bechterew-Krankheit (siehe dort).

Ischialgie: Entzündung des Ischiasnervs, meistens ausgelöst durch einen Bandscheibenschaden oder aber eine Wirbelsäulenentzündung bzw. Spondylose. Symptome: Schmerzen in der Lendengegend, die in das betroffene Bein bis in die Fußgelenke ausstrahlen können.

Kalzium: wichtigstes Mineral für den Aufbau der Knochensubstanz. Die mineralische Grundstruktur des Knochens befindet sich als Hauptbestandteil in dem hildegardischen Heilmittel Kalbsfußbrühe, das vor allem bei der Osteoporose zum Einsatz kommt.

Karpaltunnelsyndrom: Entzündung und Druckschädigung der Nerven, die durch einen engen Kanal an der Innenbeugeseite des Handgelenks verlaufen. Dadurch treten Schmerzen, Pelzigkeit und Schwäche der Finger und des Daumens auf.

Kollagenose: rheumatische Entzündung des Bindegewebes, die zu verschiedenen Formen von Weichteilrheuma führen kann.

Lumbago/Lumbalgie: »Hexenschuß«, Rückenschmerzen im Bereich der Lendenwirbelsäule, häufigster Rückenschmerz als Folge einer schlechten Haltung oder des ständigen Sitzens.

Lupus erythematodes: wegen einer typischen schmetterlingsartigen Rötung der Wange und Nase auch »Schmetterlingserythrem« genannt. Autoaggressionskrankheit. Zunächst als schmerzhafte Entzündung der Haut, die später auf den ganzen Körper übergreifen kann mit Zerstörung der Gelenke, Nierenfunktion, des Nervensystems, der Leber, des Blutes und sogar der Zellkerne sowie des menschlichen Erbgutes.

Lyme-Borreliose: Infektionskrankheit, ausgelöst durch einen Zeckenbiß, der zu Gelenkentzündungen mit Beteiligung von Herz, Nerven und Haut führen kann. Erstmals 1975 in der Ortschaft Lyme (Connecticut, USA) beobachtet.

Neuritis: Nervenentzündung, zum Beispiel Ischialgie.

Osteoarthritis: genauer Osteoarthrose, altersbedingter Knorpel- und Knochenabbau durch Verschleiß, häufigste Gelenkkrankheit. Siehe Arthrose.

Osteomalazie: Knochenerweichung durch Vitamin-D-Mangel, der zu einem Kalziummangel führt.

Osteomyelitis: meist chronische Infektion der Knochen durch unsachgemäß durchgeführte Operationen und Eindringen von sogenannten Krankenhauserregern in das Operationsgebiet, aber auch durch Eindringen von Bakterien durch eine poröse Darmwand in den Blutstrom.

Osteoporose: krankhafter Abbau der Knochenmasse vor allem durch meist ernährungsbedingte Übersäuerung.

Paget-Krankheit: Ein krankhaft beschleunigter Knochenauf- und -abbau führt zu einer wenig stabilen Knochenmasse mit der Folge von ständigen Knochenbrüchen. Benannt nach dem Londoner Chirurgen James Paget (1814–1899). Der zeitliche Ablauf für den Knochenauf- und -abbau ist normalerweise ein sehr präzis kontrollierter Prozeß, der sich von der Pubertät an im Laufe des Lebens immer mehr verlangsamt.

Podagra: Hildegards Bezeichnung für »Gicht«.

Polyarthritis, rheumatoide: chronisch-rheumatische Entzündung mehrerer Gelenke. Beginnt meist an den Fingergelenken.

Polymyalgia rheumatica: entzündliche Erkrankung der Gefäße und der Muskeln von Schulter, Nacken und Lendenwirbelsäule mit Steifheit und Schmerzen infolge einer Autoaggression.

Prostaglandine: Sammelbezeichnung für verschiedene natürliche Gewebshormone bzw. Botschafterstoffe, die in allen Organen vorkommen. Prostaglandine sind die Hauptverursacher von rheumatischen Entzündungszuständen mit Fieber und Schmerzen und werden durch die sogenannten nichtsteroidalen Rheumaschmerzmittel unterdrückt. Die Prostaglandinsynthese erhöht sich beim Verzehr von Fleisch durch Arachidonsäure.

Psoriasis-Arthritis: entzündliche Erkrankung von Haut und Gelenken infolge einer Autoaggression. Betroffen sind die Endgelenke von Fingern und Zehen mit Beteiligung der Finger- und Zehennägel. Rötung und Schuppung der Haut (»Wurstfinger« und »Wurstzehen«). Entzündliche Erkrankungen finden sich auch zwischen Brustbein und Rippen sowie an der Wirbelsäule, am Sakroiliakalgelenk. Die Krankheit kann aber sämtliche Gelenke des Körpers erfassen. In 90 Prozent aller Fälle ist die Darmflora gestört.

Reiter-Krankheit: rheumatische Entzündung der Gelenke mit Schmerzen, Schwellungen, Rötung und Hitze durch Autoaggression des körpereigenen Abwehrsystems als Folge einer bakteriellen Infektion, meistens der Harnwege bzw. des Darms. Benannt nach dem Bakteriologen Hans Reiter (1881–1969). Kniegelenke, Augen und Harnwege (Reiter-Trias) können gleichzeitig entzündet sein.

Rheuma: entzündliche Erkrankung von Gelenken, Sehnen, Bändern, Muskeln, Bindegewebe und vieler Organe aufgrund einer Autoaggression der »überschießenden« körpereigenen Abwehrkraft, die eigentlich das Ziel hat, den Körper von Krankheitserregern, Umweltgiften, chemischen Arzneimitteln und anderen Allergenen zu befreien. Zum rheumatischen Formenkreis gehören insbesondere die rheumatoide Arthritis, die chronische Polyarthritis, die Spondylitis sowie die Kollagenosen.

Rheumafaktor: Antikörper, der bei den meisten Patienten mit chronischer Polyarthritis auftritt. Sein Vorhandensein ist aber kein sicherer Beweis dafür, daß die Krankheit auch tatsächlich vorliegt.

Rheumatisches Fieber: Folge einer Streptokokkeninfektion der Mandeln, wobei der Körper versucht, sich durch Fieber von den Streptokokkentoxinen zu befreien. Gefürchtet ist die Toxinbelastung an den Herzklappen, die im Alter zu Herzklappenfehlern führen kann.

Riesenzellarteriitis: rheumatische Entzündung der Gefäße, insbesondere der großen Schläfenarterien, mit Muskelschmerzen im Bereich von Schultern, Oberarmen und Oberschenkeln.

Sakroilitis: rheumatische Entzündung des Sakroiliakalgelenks zwischen Kreuzbein und Darmbein mit den typischen rheumatischen Entzündungsbeschwerden, meistens im Zusammenhang mit der Bechterew-Krankheit (siehe dort).

Sarkoidose: rheumatische Entzündung des Lungengewebes mit zunehmender Vernarbung (Lungenfibrose), nach dem Osloer Dermatologen Caesar Boeck (1845–1917) auch »Boeck-Krankheit« genannt (sprich: »buhk«).

Sharp-Syndrom: entzündliche Erkrankung des Bindegewebes durch Autoaggression.

Sicca-Syndrom: Begleiterkrankung der chronischen Polyarthritis mit Austrocknung der Tränendrüsen (trockenes Auge) und der Speicheldrüsen (trockener Mund).

Sklerodermie: entzündliche Erkrankung des Bindegewebes infolge einer Autoaggression. Symptome: entzündliche Schwellung der Fingergelenke mit anschließender Verhärtung der Haut, Veränderung der Haut im Gesicht, an Armen und Händen, Schluckstörungen infolge einer Verhärtung der Speiseröhre. Die Krankheit kann auch die anderen Organe des Körpers zerstören – zum Beispiel Herz, Gefäße, Nieren, Magen und Darm – sowie auf Muskeln und Gelenke übergreifen.

Spondylarthritis: siehe Bechterew-Krankheit.

Still-Syndrom: Der Londoner Pädiater George Still (1868–1941) entdeckte 1897 bei Kindern eine jugendliche Form der rheumatoiden Arthritis. Die Krankheit verursacht Fieber, das rhythmisch ansteigt und wieder fällt, Schwäche, erhöhte Schweißabsonderung, Muskel- und Gelenkschmerzen, die durch den ganzen Körper ziehen. Manche Kinder bekommen Hautausschlag. Die Erkrankung kann auch bei Erwachsenen auftreten.

Synovialitis: entzündliche Erkrankung der Gelenkkapsel (Synovialis), gelegentlich mit einer Entzündung der Gelenkschmiere (Synovia) verbunden.

Tendinitis: entzündliche Erkrankung der Sehnen infolge einer Autoaggression.

Tendosynovialitis: entzündliche Erkrankung der Sehnenscheiden.

Vaskulitis: entzündliche Erkrankung der Gefäße infolge einer Autoaggression.

Weichteilrheumatismus: entzündliche Erkrankung der Weichteile und des Bindegewebes (Haut, Muskeln und Sehnen) infolge einer Autoaggression.

Literaturhinweise

1. Deutsche Ausgaben

Hugo Schulz: Ursachen und Behandlung der Krankheiten, München 1933; vergriffen, Neuerscheinung demnächst im Strehlow Verlag Allensbach

2. Zur Hildegard-Medizin

Dr. Wighard Strehlow: Die Heilkunde der Hildegard von Bingen, Lüchow Verlag, Stuttgart, 2005

Dr. Wighard Strehlow: Die Psychotherapie der Hildegard von Bingen, Knaur Verlag, München 2010

Dr. Wighard Strehlow: Die Ernährungstherapie der Hildegard von Bingen, Rezepte, Kuren, Diäten; vollständig überarbeitete Neuausgabe, Knaur Verlag, 2009

Dr. Wighard Strehlow: Der Hildegard Kompass: Die wichtigsten Heilmittel und Anwendungen, Knaur Verlag München, 2014

Dr. Wighard Strehlow: Die Hildegard Naturapotheke: Heilmittel und Rezepte von A bis Z, Knaur Verlag München, 2014

Dr. Wighard Strehlow: Der Aderlass nach Hildegard von Bingen; Reinigung, Selbstheilung und Soforthilfe fürs Immunsystem, Knaur Verlag München 2012

Dr. Wighard Strehlow: Der Hildegard Fastenbegleiter; Wie die Seele gesundet und der Körper heilt, Knaur Verlag, 2017

Dr. Wighard Strehlow: Die klassische Hildegard-Heilkunde – das Gesundheitsprogramm, Strehlow Verlag, Allensbach
- Magen- und Darmleiden
- Herz- und Kreislauferkrankungen
- Krebs und Abwehrschwäche
- Rheuma und Gicht

- Hautkrankheiten
- Frauenheilkunde

Dr. Wighard Strehlow: Wie Hildegard-Medizin vorbeugt und heilt, Herder Verlag Freiburg 1999

Dr. Wighard Strehlow: Hildegard Medizin; Eine Einführung, Lüchow Verlag Stuttgart 2004

Dr. Wighard Strehlow: St. Hildegard –
Das Gesundheitsprogramm (Broschüre),
Strehlow Verlag 2013

Dr. G. Hertzka/Dr. W. Strehlow: Große Hildegard-Apotheke, Christiana Verlag, Stein am Rhein, 2003

Dr. Wighard Strehlow: Das Gesundheitsprogramm. Traditionelles Heilwissen für alle Krankheiten,
Knaur Verlag, München, Neuausgabe Oktober 2015

Dr. Wighard Strehlow: Hildegard-Heilkunde von A-Z, Gesund von Kopf bis Fuß, Knaur Verlag, München, Originalausgabe Dezember 1993, letzte Auflage 2008

Dr. Wighard Strehlow: Hildegard-Medizin für alle Tage, Knaur Verlag, München, Originalausgabe 2001

Dr. Wighard Strehlow: Die Edelstein-Heilkunde der Hildegard von Bingen, 2010, Lüchow Verlag

Dr. Wighard Strehlow: Das Hildegard von Bingen Kochbuch, Heyne Verlag, München, 2008

Dr. Wighard Strehlow: Die Seelenapotheke der Heiligen Hildegard – Vom glücklichen Leben, Meditationsbüchlein mit Tugenden und Lastern nach »Liber Vitae Meritorum« in Farbe, Das Buch von den Werten des Lebens,
304 Seiten, Strehlow Verlag, Allensbach, Oktober 2010,
ISBN 3-929735-15-6, Strehlow Verlag, Strandweg 1,
78476 Allensbach. Tel.: 0 75 33-74 33, Fax 0 75 33-74 79
praxis@st-hildegard.com,
Preis 12,80 € plus Versandkosten

Bezugsquellen

Deutschland:

- Hildegard-Naturprodukte-PJ, Karin Strehlow, Strandweg 1, 78476 Allensbach, Tel.: 0 75 33 9 72 67, Fax: 0 75 33 74 79, www.virita.de
- Stadtmühle Karl Egon Binz, Mühlenweg 11, 78187 Geisingen, Tel.: 0 77 04 9 24 10, Fax: 0 77 04 92 41 11
  Filiale Konstanz: Theodor-Heuss-Straße 36, 78467 Konstanz, Tel.: 0 75 31 5 16 77
- Wertachtal-Werkstätten, Lädele, Gablonzer Ring 10, 87600 Kaufbeuren, Tel.: 0 83 41 9 60 08 62
- Berghofer Biostadl, Heike Feld und Petra Neuber, Illasbergstraße 13, 87642 Berghof, Tel.: 0 83 68 91 36 05, info@berghofer-biostadl.de
- Benediktinerinnenabtei St. Hildegard, Klosterweg, 65385 Rüdesheim am Rhein, Tel.: 0 67 22 49 90, benediktinerinnen@abtei-st-hildegard.de
- JURA-Naturheilmittel KG, Wolfgang Gollwitzer, Nestgasse 2, 78464 Konstanz, Tel.: 0 75 31 3 14 87

Edelsteine:

- Gundula's Schleiferstüble am Münster, Wessenbergstraße 31, 78462 Konstanz, Tel.: 0 75 31 2 28 13, Fax: 0 75 31-2 72 70
- Dietlinde van der Zalm, Hochstraße 6, 65558 Isselbach-Ruppenrod, Tel.: 0 64 39 10 69

Ökologisch gebrautes Dinkelbier:

- Apostelbräu, Dinkel-Brauerei, Eben 11–15, 94051 Hauzenberg, Tel.: 0 85 86 22 00
- Neumarkter Lammsbräu Gebr. Ehrnsperger e.K., Amberger Straße 1, 92318 Neumarkt, Tel.: 0 91 81 40 40, info@lammsbraeu.de
- Riedenburger Brauhaus Michael Krieger KG, 93339 Riedenburg/Altmühltal, Tel.: 0 94 42 9 91 60

Weinanbau:

- Hotel Sponheimer Hof, Inh. Heinz Schütz, Sponheimer Str. 19, 56850 Enkirch/Mosel, Tel.: 0 65 41 66 28 oder 42 04

Kräuter und Gewürze:

- Blauetikett Bornträger GmbH, In den Aspen, 67591 Offstein, Tel.: 0 62 43 90 53 26

Schlafen und Essen nach Hildegard von Bingen:

- Hotel »Privat« Dresden; Forststraße 22, 01099 Dresden, Tel.: 03 51 81 17 70, www.das-nichtraucher-hotel.de, hotel-privat@t-online.de

Österreich:

- St. Hildegard-Posch GmbH, Am Weinberg 23, A-4880 St. Georgen im Attergau, Tel.: 00 43 76 67 81 31
- Hildegard Naturhaus – Hönegger GmbH, Ersperding 3, A-5232 Kirchberg, Tel.: 00 43 77 47 54 54, office@hildegard.at, www.hildegardmedizin.at

Bio-Wein und Elixiere:

- Maria Adam, Au bei der Traun 44, A-4603 Bunskirchen, Tel.: 00 43 72 46 84 51

Schweiz:

- Hildegard-Vertrieb GmbH, Aeschenvorstadt 24, CH-4051 Basel, Tel.: 00 41 61 2 72 24 74

Kontaktadressen

Hildegard-Zentrum Bodensee
Hildegard-Praxis
Dr. W. Strehlow, Strandweg 1, 78476 Allensbach,
Tel. 0 75 33 / 74 33, Fax 0 75 33 / 74 79
E-Mail: praxis@st-hildegard.com

Förderkreis Hildegard von Bingen Konstanz e.V.
Strandweg 1, 78476 Allensbach,
Tel. 0 75 33 / 74 33, Fax 0 75 33 / 74 79

Internationale Gesellschaft Hildegard von Bingen,
CH-6390 Engelberg

International Society of Hildegard von Bingen Studies,
Frances Flynn, 16 Park Street, Norfolk, MA 02056, USA

Register

Beschwerden und Krankheiten

Die wichtigsten Heilmittel und -methoden

Public Health: ein praktischer Beitrag zur öffentlichen Gesundheit

Woher kommen die Krankheiten, und wie kann man sie natürlich behandeln?

Unsere Gesundheit ist zum größten Teil die Folge eines vernünftigen Lebensstils und einer gesunden Ernährung, der Rest ist Genetik und Umwelt. Die Schulmedizin und die industrielle Landwirtschaft haben die westliche Welt in ein globales Krankenhaus verwandelt, wobei die Krankheiten durch den übertriebenen Einsatz vor allem von Antibiotika, Hormonen, Cortison und Rheumamitteln geradezu erst ausgelöst werden. Die meisten chemischen Arzneimittel schädigen die natürlichen Darmbakterien und damit die körpereigenen Abwehrkräfte, wodurch insbesondere die chronischen Autoaggressionskrankheiten, wie z. B. chronische Magen- und Darmleiden, Migräne, Krebs, Rheuma, Allergien und Ekzeme sowie chronische Lungen- und Leberkrankheiten entstehen, an denen nahezu 80 % der Bevölkerung leiden und sterben!

Im vorliegenden Gesundheitsprogramm finden Sie die Heilmittel und Methoden, wie man die Krankheiten auf natürliche Weise behandeln kann, indem man die Darmflora saniert und damit das körpereigene Immunsystem stärkt. Inzwischen sind nach dieser Methode über 7000 Patienten erfolgreich behandelt worden, viele davon durch die Gesundheitswochen im ehemaligen Kurhaus Hildegard in Allensbach.

Entdecken Sie in den vorliegenden Büchern die bewährten Heilmittel der Hildegard-Medizin, u. a.:

- Dinkel, das Universalmittel zur Ausheilung von chronischen Magen- und Darmleiden, wie z. B. Gastritis, Colitis, Morbus Crohn
- Fenchel als Neutralisationsmittel gegen Säure und Sodbrennen
- Galgant gegen Blähungen und Herzschmerzen
- Flohsamen als mildes Darmregulans bei Verstopfung
- Wasserlinsen Elixir zur Stärkung körpereigener Abwehrkräfte
- Wermut Elixir zum Schutz gegen Arteriosklerose
- Bärwurz-Birnen-Honig zur Darmsanierung, von dem Hildegard schreibt, »dies ist das beste Heilmittel, wertvoller als Gold, weil es die Migräne beseitigt, alle schlechten Säfte ausleitet und den Darm von seinen Fäulnisstoffen reinigt«.
- Hildegard-Fasten – die Kunst, das Leben zu meistern